AF453402

Épidémiologie
de la
éningite cérébro=spinale

PAR

Le D^r CH. DOPTER

MÉDECIN PRINCIPAL DE 2ᵉ CLASSE,
PROFESSEUR AU VAL-DE-GRACE.

PARIS

LIBRAIRIE J.-B. BAILLIÈRE ET FILS

19, RUE HAUTEFEUILLE, 19

1918

Épidémiologie

de la

Méningite cérébro-spinale

I. — *HISTORIQUE*.

La méningite cérébro-spinale est une de ces maladies dont
les manifestations n'attirent, en général, l'attention des
praticiens que lorsqu'elles prennent un caractère nettement
épidémique. En dehors de ces épisodes, elle ne se révèle que
par des cas sporadiques, isolés, disséminés, qui passent
inaperçus aux yeux de la plupart. Cet état d'endémicité
latente peut persister pendant plusieurs années : dix ans,
vingt ans, plus encore ; ce délai passé, il n'est pas surprenant que lors de nouvelles explosions épidémiques, on prenne
cette affection pour une maladie nouvelle. C'est ce qui s'est
produit à l'apparition de chacune d'entre elles.

Or, l'histoire de la méningite cérébro-spinale montre qu'elle
est déjà ancienne. Si elle n'a été décrite d'une façon assez
précise qu'au début du xixᵉ siècle, on peut supposer, par
analogie avec bien d'autres maladies infectieuses, qu'elle
sévissait antérieurement. Mais les descriptions peu précises

des auteurs anciens ne permettent pas d'affirmer qu'elle existait à l'époque où ils observaient ; en réalité, l'affirmation ne peut être admise que du jour où elle a été isolée cliniquement du chaos des fièvres pernicieuses, pyohémiques, pétéchiales qui, au moyen âge, comprenaient indistinctement toutes sortes d'affections disparates. Ce n'est qu'au début du xixe siècle que les études cliniques et anatomiques permettent de la reconnaître ; à cette époque seulement commence vraiment l'histoire de la méningite cérébro-spinale. Elle est signalée en Europe et aux États-Unis, presque en même temps.

En Europe, Vieusseux relate une épidémie de méningite cérébro-spinale qui sévit à Genève pendant l'hiver de 1805, et se fit remarquer par son haut caractère de gravité avec début brusque, évolution prompte et mort rapide. Elle se manifesta sur la rive gauche du lac Léman, puis sur la rive droite et s'étendit à la campagne immédiatement environnante. La description clinique qu'il donne des symptômes observés ne laisse aucun doute sur la nature du mal. Les constatations nécropsiques de Mathey en donnent la signature, montrant les vaisseaux méningés très congestionnés, l'existence d'une « humeur » gélatineuse répandue sur toute la surface du cerveau, la présence d' « eau » dans les ventricules ; plexus choroïdes d'un rouge foncé, matière puriforme à la partie postérieure du lobe du cerveau et du cervelet, de même, au niveau des nerfs optiques et s'étendant le long de ces nerfs.

C'est encore à la méningite cérébro-spinale qu'il convient de rapporter la maladie qui, d'après Hufeland, a régné dans l'armée prussienne de 1806 à 1807, d'après Bayle, en Sicile en 1808, et qui d'après Petot, a sévi à Mayence pendant l'hiver 1813-1814. Baudin l'observait, la même année, à Pont-à-Mousson, Comte à Grenoble, Rampont à Metz, en 1815. Il est très vraisemblable que, pendant la retraite de Russie, la fièvre « méningite catarrhale de congélation », décrite par Larrey, n'était autre que la méningite épidémique. Elle était encore certainement en cause en 1822 dans la population civile de Vesoul (Pratbernon, cité par Jaccoud) : de même l'épidémie de gastro-céphalite observée au Mans du mois de juillet au mois de septembre 1823 au 12e régiment de chasseurs à cheval, par Pingrenon.

A peu près à l'époque où Vieusseux assistait à l'épidémie de 1805 à Genève, les médecins des États-Unis signalaient, sous le nom de *Spotted Fever*, une affection épidémique que l'observation ultérieure a unanimement rapportée à la méningite cérébro-spinale. C'est en 1806, aux épidémies observées à Vermont, puis à Medfield (Massachusetts), que remontent les premières traces de cette affection sur le continent américain, où elle devait, par la suite, faire de si nombreuses et si meurtrières apparitions. De 1806 à 1813, elle s'y manifeste chaque année par les explosions multipliées sur les points les plus différents, atteignant souvent les grands centres tels que Norfolk, Washington, Philadelphie, Boston, Cambden, etc., déterminant parfois une effroyable mortalité, comme à Cambden en 1812. De 1813 à 1816, elle subit un temps d'arrêt, mais en 1816 elle sévit à New-York, au Canada, en Pensylvanie et depuis cette époque jusqu'à nos jours elle ne cesse pour ainsi dire de se montrer dans le Nouveau-Monde.

Depuis lors, en Europe, comme en Amérique, la méningite cérébro-spinale, qu'elle soit restée assoupie ou méconnue, semble n'avoir fait que des apparitions très localisées et discrètes, quand, en 1837, s'ouvrit pour elle une nouvelle ère d'épidémicité qui reste historique dans les annales de la médecine.

En fin 1836, en effet, elle fait son apparition dans la garnison de Bayonne et la population civile de plusieurs localités des arrondissements de Dax et de Saint-Sever (Landes) ; elle y est signalée par Lamothe et Lespès à la Société de médecine de Bordeaux comme une infection étrange et inconnue jusqu'alors, et effrayant les populations pour la promptitude avec laquelle elle atteint et souvent tue ses victimes.

De Bayonne et des Landes où elle débute en novembre
1836, la maladie gagne, la même année, Bordeaux, La Rochelle, Rochefort, où se constituent des foyers secondaires
d'où la maladie va s'irradier au loin. D'un bond, à la faveur
de déplacements de troupes, elle apparaît à Versailles, au
18e de ligne qui l'avait apportée du sud-ouest, après l'avoir
semée à Rochefort ; à Versailles, elle se propage aux régiments voisins en donnant lieu à 154 malades dont 66 morts.
Puis elle éclate de tous côtés ; elle s'irradie vers l'ouest, à
Chartres, à Laval, mais surtout vers l'est, où on la voit sévir
à Metz en 1839 et 1840 ; à Strasbourg, d'octobre 1840 à
mai 1841, où elle frappe 184 soldats et en fait succomber 108;
ses coups y atteignent aussi la population civile qui enregistre de son fait 90 décès. Presque toutes les garnisons
d'Alsace et de Lorraine lui paient successivement leur
tribut.

Presque au même moment où la méningite cérébro-spinale
débutait à Bayonne, 16 cas se produisaient coup sur coup
du 3 au 14 avril 1837 sur des militaires de la garnison de
Foix ; des faits semblables étaient au même moment observés
à Narbonne, puis à Perpignan, puis dans le bassin du Rhône.
Pendant quatre ans, l'affection règne sur un grand nombre
de garnisons du Midi et de la Provence, s'irradiant en Algérie
avec les troupes qui, de France, sont transportées dans cette
contrée pour des opérations de guerre.

Pendant les années 1843 et 1844, la méningite cérébro-
spinale se calme, elle ne se révèle plus que par des cas
isolés ; en 1845, elle fait une nouvelle réapparition pour se
continuer jusqu'en 1851, en prenant une extension plus
générale que lors des explosions antérieures. On la voit sévir
alors dans les provinces de Constantine et d'Alger, et en
France sur une vaste étendue du territoire, notamment à
Avignon, Lyon, Orléans, Metz, Saint-Étienne, où sur
2 500 hommes 107 sont atteints et 28 succombent, puis à
Paris, Nîmes, Cambrai, Lille, Lunéville, Dijon, Bourges,
Toulon où, en 1851, on compta parmi les régiments

de l'infanterie de marine 116 malades dont 55 morts.

En 1851, prend fin, pour la France, l'ère des grandes épidémies de méningite cérébro-spinale. Elle restreint alors son essor, mais ne disparaît cependant pas. Chaque année, dans l'armée et dans la population civile, elle continue à frapper de-ci, de-là, mais ses atteintes sont clairsemées, isolées, ne se traduisant que par des cas sporadiques, ou de petites séries de 3, 4 ou 6 cas. C'est d'ailleurs peut-être ainsi qu'elle régnait en France avant 1837.

Pendant que la France était ainsi éprouvée, des épidémies de même nature se développaient aussi en d'autres régions de l'Europe.

Ainsi, au moment de la première irruption épidémique de 1837 à 1842, la méningite cérébro-spinale sévissait en Italie, provenant sans doute des régions françaises atteintes ; de 1839 à 1840, elle s'abattait sur plusieurs localités du royaume de Naples et, l'hiver suivant, dans la Romagne où l'épidémie se continuait jusqu'en 1845.

En hiver 1844, elle s'observe à Gibraltar presque exclusivement sur la population civile, alors que le reste de l'Espagne reste indemne.

En 1845, le Danemark est atteint à son tour jusqu'en 1848. En Irlande, elle est signalée en 1846 jusqu'en 1850.

On la vit sévir sous cette forme dans le Tennessee et l'Alabama (1842), dans l'Illinois, le Mississipi, l'Arkansas, à la Nouvelle-Orléans (1845 à 1847).

L'Amérique enfin ne reste pas indemne pendant cette période, où l'on constata à diverses reprises des épidémies, mais qui restèrent assez localisées.

En 1854, la Suède, restée indemne jusqu'alors, est envahie à son tour. La méningite cérébro-spinale s'y fit remarquer par son extension et son intensité. C'est vers la fin de 1854 qu'une affection, jusque-là inconnue, dit-on, en Suède, se déclara sur les côtes sud-est. Appelée dans le langage vulgaire fièvre cérébrale, ou encore maladie de Calmar, du nom de la localité où elle prit naissance, cette maladie

s'étendit tout d'abord dans le voisinage immédiat, puis à
toute la province de Calmar, avec une intensité telle que
en mars, on comptait déjà 3 000 cas et 800 morts. La maladie
disparut complètement pendant l'été, mais, l'hiver suivant,
elle se montra de nouveau dans la même province de Calmar
et s'étendit vers le nord. Les années suivantes, elle poursuit
sa marche ascendante vers le nord, avec assez de lenteur
pour mettre six hivers avant de parvenir aux limites septentrionales qu'elle atteignit en 1860. Sur les 24 gouvernements
du royaume de Suède, les deux plus septentrionaux seuls ont
été épargnés. Cette vaste épidémie frappa 11 712 habitants ;
4 138 succombèrent.

Pendant cette période, en 1854, la Norvège payait, elle
aussi, son tribut, mais d'une façon bien moins importante.
En 1859, à Optal (province d'Hidemarken), et à Ringsaker
(1860), elle fit quelques victimes. La Hollande fut de même
atteinte de 1860 à 1861, où la méningite régna, notamment
dans la garnison d'Arnhenz. Le Portugal fut aussi le siège
d'une épidémie assez étendue en 1861 et 1862. En Amérique du Nord, après les épisodes qui se révélèrent à New-
York et en Caroline du Nord en 1857, cette dernière et
plusieurs États de l'Union furent éprouvés à nouveau pendant l'hiver 1862-1863.

Jusqu'alors l'Allemagne était restée presque indemne ;
ou tout au moins les petits foyers qui s'étaient développés
n'avaient pas pris une densité suffisante pour s'imposer à
l'attention. Leichtenstern a réuni cependant une série
de ces épisodes épidémiques qui ont évolué à plusieurs
reprises de 1822 à 1860, dans la Prusse rhénane et en Westphalie.

La première épidémie véritablement sérieuse prit naissance en 1863 et dura deux ans. Elle débuta à Liegnitz et
s'étendit à Bromberg (duché de Posen) où, du 1er février
au 15 juin 1864, 140 cas se déclarèrent chez des enfants de
huit mois à 14 ans, puis en Poméranie et en Prusse orien-
tale ; elle se manifesta d'une façon sévère à Stettin, à

Königsberg (en 1865), et fit quelques victimes à Berlin dans
la garnison et dans la population civile. En 1864, elle gagna
l'Allemagne centrale pour se manifester à Leipzig, Eisenach,
Weimar, et en de nombreuses localités situées dans l'intervalle de ces dernières.

En même temps, la méningite cérébro-spinale sévissait
avec intensité en Allemagne du Sud, où la Bavière, les duchés
de Hesse et de Bade, notamment dans le district de Rastadt
(174 cas, 51 décès), étaient particulièrement éprouvés. Sur
la Baltique, le gouvernement de Stralsund signalait des épidémies dans les unités de Fransburg, Griefswald et Grimmen.
Pendant les années suivantes, on la vit apparaître à Trieste
et à Pola, où elle atteignit tout particulièrement les enfants
(150 cas et 78 morts).

Jusqu'à cette époque, la méningite ne semblait pas
exister dans les pays slaves ; elle paraissait limitée à l'Europe
centrale et occidentale, si bien qu'on admettait avec Hirsch,
l'immunité des races slaves. Cependant, d'après les descrip
tions de Rudnew et Burzew, de Küttner, de petits foyers
assez circonscrits se développèrent, en 1863, à Talouza,
dans les environs de Moscou, en 1864 dans le Caucase, et
en 1866 à Moscou même; en 1867, la première grande épidémie fit explosion à Pétrograd.

On vit encore cette maladie sévir pendant l'hiver 1866-
1867 à Pola, où elle atteignit surtout les enfants (150 cas,
78 décès), puis à Trieste, où elle |fut moins sévère. L'hiver
suivant, on l'observe à Jassy en Roumanie, puis en Grèce,
où, dans les localités atteintes, la population fut peu épargnée ; c'est ainsi que sur 9 000 habitants de Nauplies,
104 furent touchés. A Argos (11 000 habitants), on enregistra 104 cas, dont 63 mortels ; à Milos, sur 200 habitants,
12 tombèrent malades. En même temps, on la voit à Lissa,
en Dalmatie, puis à Trente dans le Tyrol. L'Asie Mineure
ne reste pas indemne et Magnésie, Smyrne connurent la
méningite cérébro-spinale.

On la retrouve à la même époque en Irlande, à Dublin et

à Bardney et en Amérique du Nord, où, depuis 1861, pendant quelques années, elle frappa ses coups en plusieurs grandes villes, à New-York notamment, en 1863 et 1866.

Cette période passée, une détente générale se produit sur presque tout le globe, au moins en ce qui concerne les épidémies assez denses, car, en réalité, elle ne disparaît pas, mais se révèle sous la forme de foyers très limités et surtout de cas sporadiques très disséminés et paraissant n'avoir entre eux aucun lien.

C'est ainsi qu'en 1870-1871, quelques cas apparurent à Berlin, Mannheim, Bonn, Weinheim. On trouve cependant le récit d'une épidémie assez sévère qui se manifesta dans un village du district de Gumbinnen, où, sur 80 enfants, 30 furent atteints et 12 succombèrent, puis un foyer de 25 cas à Reichenbach en 1879.

Les autres épisodes présentèrent parfois si peu d'importance qu'on peut se demander si vraiment il s'agissait bien d'épidémies.

Petits foyers à Berne en 1870-71, dans l'Italie centrale et méridionale en 1873-76, développés d'ailleurs dans les régions où la méningite s'était manifestée si sévèrement en 1839 et 1840, en 1873 et 1874 à Bruxelles. En France, 24 cas se déclaraient à Cherbourg (Kieffer) en 1882.

L'accalmie dura jusqu'en 1885, où Senator relata une épidémie assez intense à Berlin, Leichtenstern, à Cologne, où 111 cas éclatèrent, suivis d'une série d'autres pendant les années qui suivirent. Cette épidémie fut pour Leichtenstern le point de départ d'autres foyers qui s'allumèrent dans la région du Rhin et en Westphalie.

En 1885 et 1886, Helsingfors et la Finlande sont le siège d'une explosion légère; en 1891, Copenhague présenta une trentaine de cas; les années suivantes quelques atteintes sporadiques se produisirent qui continuèrent à engendrer une poussée plus sérieuse en 1898.

En 1886 encore, on vit se constituer des épidémies assez importantes en Silésie où la ville et le district de Beuthen

fournirent 269 atteintes, s'étendant à Gleiwitz et à Tarnowitz, qui, avec Kattowitz furent éprouvées à nouveau
dix ans plus tard en 1896. Dans notre pays, elle faisait
quelques victimes en 1886 à Orléans, à Quimper en 1888
et 1889.

En 1898, Birdach observe à Trifail un noyau de 172 cas
avec 30 décès. Cette épidémie est d'ailleurs historique, car
elle permit à Albrecht et Ghon de confirmer le résultat des
recherches de leur maître Weichselbaum.

En même temps, Netter signalait en France un nouveau
foyer qui s'y révélait, mais sans grande ampleur. A signaler
aussi une épidémie à Dublin (1900) et en Portugal en 1901-
1903, où plus de 3 000 atteintes furent enregistrées.

Aux États-Unis, New-York, Boston présentèrent des
reprises assez sérieuses, ayant provoqué les travaux actuellement classiques de Councilmann, Wallory et Wright.

En 1904, alors commence pour la méningite une ère nouvelle où l'épidémicité domine ; la méningite commence à
porter des coups sévères aux États-Unis. La ville de New-
York, déjà en 1904, lui paie un tribut important qui augmente encore en 1905, pour diminuer progressivement en
1906 et en 1907.

Presque en même temps, elle éclate en Allemagne où elle
s'étend progressivement comme une tache d'huile et fait un
grand nombre de victimes, plus particulièrement dans les
centres miniers où de véritables désastres sont enregistrés.

Le premier foyer s'alluma en novembre 1904, dans les centres
industriels des régions extrêmes de la Silésie. Elle fit son apparition première à Königshütte ; de là, elle s'abattit au début
de 1905 dans les villes et les districts de Beuthen, Kattowitz,
Pless, Ratibor, Tarnowitz, Tryberik, et s'étendit à tout le
pays minier de cette région, si bien que toutes les localités
industrielles furent atteintes et plus ou moins éprouvées.
Ce début fut si sévère qu'en quatre mois, on compta 1 088 cas,
dont 1 006 dans la seule région d'Oppeln ; 582 succombèrent.
La méningite continua à s'y manifester pendant tout le

courant de l'année 1905 et, à la fin de cette dernière, sur 3 766 cas qui éclatèrent dans tout l'empire allemand, la province de Silésie seule avait enregistré 3 317 cas, dont 3 149 provenaient de la régence d'Oppeln ; en 1906, elle régnait encore, mais en présentant une certaine accalmie (811 cas, 504 morts) qui s'affirma encore durant les années suivantes.

Parti de la Silésie, le foyer s'étendit à la régence de Breslau (146 cas en 1905, 176 en 1906), puis à la régence de Liegnitz.

Au printemps 1906, un nouveau foyer se forma à Posen, d'où la méningite s'étendit à une foule de localités de la province.

En même temps, transportée vraisemblablement par des mineurs de la Haute-Silésie, la méningite fait son apparition dans les centres industriels rhénans et westphaliens. A Dusseldorf et dans la région environnante, 320 malades dont 225 morts. On retrouve sensiblement la même morbidité à Ruhrort, à Duisbourg ; des foyers secondaires s'allument sur la rive gauche du Rhin. De Dusseldorf, elle s'étend à Recklinghausen, à Munster, de là, à Bochum, à Arnsberg où l'on observe 223 cas dont 139 décès. Dans tous ces centres, les familles de mineurs sont particulièrement éprouvées.

L'affection envahit la Prusse, atteignant 2 029 personnes, avec 1 275 décès.

En 1907, l'épidémie continue, elle augmente même d'intensité ; elle fournit 2 591 atteintes, dont plus de la moitié provient des provinces rhénanes et de Westphalie, où elle sévit à Bochum, Gelsen-Kirchen, Essen, Herne, Dortmund, Recklinghausen, Gladbach et les localités environnantes.

Une nouvelle poussée se dessine à nouveau cette même année 1907 dans la régence d'Oppeln.

Tous ces foyers ont donné naissance à des foyers secondaires qui se sont créés parfois au loin, tels ceux qui se sont constitués dans le Mecklembourg-Schwerin et le Schleswig-Holstein. Il y a lieu de retenir aussi ceux dont, à la même époque, ont été le siège, d'une part, la Silésie autrichienne et la Galicie, d'autre part la Pologne russe. Ces foyers se sont trouvés en relation étroite avec les foyers primitifs des centres miniers de la régence d'Oppeln.

Avec cette année 1907 prend fin l'explosion prolongée qui a marqué cette période épidémique; depuis lors, l'Allemagne n'est cependant pas restée indemne, car de temps à autre, se sont révélés de petits groupements, séparés par des atteintes sporadiques. Bref, l'état d'endémie, au moins dans les grandes villes, a succédé à l'état épidémique antérieur.

L'épidémie allemande se terminait, quand, en France, on la vit apparaître, mais sans prendre toutefois une extension aussi considérable.

Déjà, durant les années précédentes, la méningite cérébro-spinale manifestait dans l'armée une certaine activité, pas suffisante toutefois pour attirer particulièrement l'attention ; ainsi la statistique du ministère de la Guerre enregistrait 33 cas en 1904, 71 en 1905, 111 en 1906, 108 en 1907, 110 en 1908. Quand brusquement, en 1909, pour les seuls mois de janvier, février et mars, le chiffre des atteintes s'élevait à 139 cas avec 38 décès, évoluant en des garnisons réparties dans les zones les plus différentes, indiquant que l'affection avait déjà pris un caractère de diffusion assez accentué. Dans la population civile, on observait cette même augmentation insolite, cette même dissémination.

Telle est, dans ses grandes lignes, l'histoire de la méningite cérébro-spinale épidémique, telle qu'elle s'est manifestée jusqu'à la guerre actuelle. Elle est riche en épisodes variés, dont l'observation a permis de fixer les caractères épidémiologiques de cette affection, qui était relativement peu connue jusqu'à ces dernières années.

II. — CARACTÈRES GÉNÉRAUX DE LA MÉNINGITE CÉRÉBRO-SPINALE AU POINT DE VUE ÉPIDÉMIOLOGIQUE.

L'histoire générale de la méningite cérébro-spinale montre que, dans les agglomérations où elle s'implante, cette affection sévit, comme beaucoup d'autres, sous les formes *endémique*, *épidémique*, *endémo-épidémique*.

État endémique. — En dehors des épidémies véritables qui ne se révèlent que de temps à autre et d'une façon assez espacée, l'état endémique s'observe communément dans les grandes villes où la maladie ne disparaît pour ainsi dire jamais. Pendant tout le cours de l'année, mais plus particulièrement en hiver et au printemps, on voit quelques cas apparaître, clairsemés, espacés les uns des autres, disséminés (fig. 1) de-ci, de-là, distribués sans ordre aucun, comme au hasard, dans plusieurs quartiers de la ville, espacés les uns des autres, ne présentant entre eux aucun lien apparent, cette constatation constituant même pour certains un argument important contre la contagiosité de l'affection. Ces cas éclosent donc sans fracas aucun, restent isolés jusqu'au jour où, pénétrant dans une agglomération importante et surtout à la faveur de causes favorisantes dont on appréciera ultérieurement la valeur respective, les atteintes se groupent pour former des petits foyers pouvant aboutir à de véritables épidémies. Leur ensemble constitue, à vrai dire, une menace constante pour ce dernier mode d'évolution, une amorce perpétuelle, capable d'allumer des foyers nouveaux ou de réveiller ceux qui se sont éteints.

Dans les villes de moindre importance et dans les petites villes, cet état endémique n'est pas exceptionnel ; il précède les épidémies ou leur fait suite. Dans les villages, il est pour ainsi dire inconnu.

Cette notion de l'endémicité de la méningite cérébro-spinale était acquise depuis longtemps à la suite de l'observation des atteintes qui apparaissaient entre les périodes épidémiques. Mais elle ne fut nettement précisée que du jour où les examens bactériologiques, systématiquement pratiqués, la différencièrent d'une foule de méningites dont l'étiologie était tout autre : méningites tuberculeuses, méningites pneumococciques, streptococciques, colibacillaires, etc., évoluant comme une complication secondaire, consécutive à des états infectieux provoqués par ces germes.

État épidémique. — Aspect général des épidémies.
— MORBIDITÉ ET MORTALITÉ. — D'une façon générale, les épidémies de méningite cérébro-spinale se manifestent par un nombre modéré d'atteintes, et la morbidité qu'elles engendrent est relativement faible, eu égard au chiffre de la population atteinte. C'est ainsi que dans les garnisons il est commun de constater qu'un centième de la population militaire lui paie son tribut. La proportion est évidemment minime ; elle est parfois encore moindre ; en certains cas en effet, le taux de morbidité peut descendre à 3, 2, 1 p. 1 000 et même au-dessous, ainsi :

Pendant l'épidémie allemande de 1905, dans la régence de Breslau qui fut cependant sévèrement atteinte, Schneider calcula que dans le district de Briey la morbidité ne s'éleva qu'à 0,7 p. 1 000 ; dans les districts d'Ols et d'Ohlan : 0,2 p. 1 000 ; dans le district de Trebnitz : 0,097 p. 1 000, etc.

En 1909, à Paris, elle resta au-dessous de 1 p. 10 000. Il est vrai qu'en d'autres circonstances les coups portés par la maladie sont infiniment moins clairsemés : en 1841, à Aigues-mortes sur 3 000 habitants, on compta 160 malades, soit 5,33 p. 100 ; en plusieurs épidémies allemandes, Hirsch a vu la morbidité monter jusqu'à 20,5 p. 100.

Il y a lieu de remarquer que c'est dans les villes, et surtout dans les grandes villes, que la morbidité est la plus faible ; au contraire, elle atteint habituellement son maximum dans les grands centres industriels, dans les pays de mines, où l'hygiène est peu respectée, et où le contact des habitants entre eux est assez étroit. Ce fut le cas des foyers épidémiques qui se sont constitués dans les centres miniers de Silésie et de Westphalie en 1905, 1906, 1907.

Mais si, d'une façon générale, la morbidité est faible, par contre, la mortalité est habituellement forte. Il n'est pas exceptionnel de la voir s'élever à 78 et 80 p. 100 malades, comme à Rochefort en 1837-1838, où, sur 222 malades,

174 succombèrent, soit 78 p. 100 ; à Aiguesmortes, elle atteignit 75 p. 100 ; durant l'épidémie de Suède : 66 p. 100 ; à New-York en 1872 : 76 p. 100 ; en Silésie (régence d'Oppeln) Flatten avait noté 67 p. 100 à Duisbourg : 73,2. Robertson à Leith : 74,7. Dans les épidémies qui frappent un grand nombre d'enfants et d'adolescents, on peut observer des chiffres atteignant 85 et même 90 et 95 p. 100.

Par contre, en d'autres épisodes, la léthalité est beaucoup plus faible. La statistique établie par Hirsch sur un grand nombre de malades émanant de centres et de pays différents, comptait 15 632 atteintes sur lesquelles il enregistra 5 734 décès, soit 37 p. 100 ; ce chiffre toutefois ne représente qu'une moyenne, et n'en a que la valeur.

Quoi qu'il en soit cependant, la mortalité, calculée non plus sur le nombre des malades, mais sur le nombre des habitants, est assez faible pour ne pas fournir par elle-même une contribution importante à la mortalité générale par toutes les maladies.

Cette mortalité varie suivant les épidémies, les populations qu'elles atteignent, l'époque de l'année. La mortalité est en général plus forte pendant les mois d'hiver, alors que la virulence du germe est au maximum, et d'une façon générale, ce sont les débuts des épidémies qui sont les plus meurtriers ; l'observation montre en effet que souvent c'est au début des épidémies que surviennent les cas foudroyants.

Bref, la méningite cérébro-spinale, dans ses manifestations épidémiques, est une maladie grave, grave par le taux habituel de sa léthalité, grave aussi par les séquelles souvent indélébiles et les infirmités définitives qu'elle laisse chez les sujets qu'elle a frappés.

ÉVOLUTION COMPARÉE DANS LA POPULATION CIVILE ET MILITAIRE. — Depuis que la méningite cérébro-spinale est connue, tous les auteurs ont remarqué la prédilection, parfois même exclusive, qu'elle présentait pour le milieu militaire, si bien que dans une ville de garnison il arrivait fréquemment de constater que seule la troupe était atteinte, alors que la population civile était épargnée.

D'où cette opinion souvent exprimée que la méningite cérébro-spinale est une maladie presque spéciale à l'armée. Et, de fait, sur 75 épidémies relevées en France par Hirsch, 39 ont régné uniquement sur les troupes.

Cette proportion est assurément élevée, mais de là à prétendre que l'affection est uniquement une maladie du soldat, inhérente au métier des armes, il y a loin. L'étude des faits observés montre qu'en maintes circonstances elle a régné simultanément sur les troupes et sur la population civile, ou d'abord sur les troupes puis sur les habitants; enfin en d'autres, c'est la population civile seule qui a été atteinte.

Ainsi, en Suisse (de 1805 à 1871), en Italie, dans le royaume de Naples et les États de l'Église, de 1840 à 1845, l'épidémie n'atteignit que la population civile. Dans l'Amérique du Nord, sur 20 épidémies, 18 ont régné exclusivement sur la population civile. Il en fut de même en des épisodes récents étudiés aux États-Unis. D'après L. Laveran, en Danemark, en Angleterre, en Suède et Norvège, dans les provinces baltiques, nombreuses sont celles qui n'ont touché que les civils. En Allemagne, pendant l'épidémie de 1905 à 1907, les nombreux cas qui se sont produits se sont presque uniquement développés dans les centres miniers, et l'armée a été pour ainsi dire épargnée. En France même, en certains départements, comme le Calvados en 1909, c'est la population rurale qui a fourni le plus grand nombre de cas.

Il est donc inexact d'affirmer que la méningite cérébro-spinale est spéciale à l'armée. Elle peut d'ailleurs, et les exemples n'en sont pas rares, se développer sans importation militaire, dans une ville qui ne possède pas de garnison; d'autre part, quand elle explose dans une caserne, il n'est pas exceptionnel de constater, à la faveur d'enquêtes rigoureuses, que les soldats l'ont contractée dans la population civile occupant des quartiers environnants ou éloignés, où la méningite sévit en restant méconnue. D'autres exemples enfin montrent que l'éclosion de la méningite dans un régiment peut être consécutive au retour d'un permissionnaire ou d'un convalescent de toute autre affection, qui l'a contractée dans ses foyers.

Mais il est indiscutable que le germe, une fois introduit à la caserne, s'y développe aisément, car il y trouve un aliment favorable à sa pullulation et à sa propagation. Il n'est pas douteux que le métier des armes y prédispose ; mais encore peut-on expliquer cette prédisposition particulière, non par le simple fait d'appartenir à l'armée et de revêtir un uniforme militaire, mais par l'obligation de la vie en commun, qui multiplie les contacts, et l'encombrement qui les rend plus étroits. Ces facteurs se retrouvent d'ailleurs parfois dans la vie civile ; c'est le cas des pensionnats, des écoles, de ces véritables casernes que sont les habitations de mineurs en Silésie et Westphalie, où les ménages vivent côte à côte, où les familles nombreuses sont vraiment entassées dans les locaux souvent trop exigus qui leur sont réservés. Il n'est donc pas surprenant que, dans ces conditions, l'élément civil puisse être une proie à la méningite au même titre que l'élément militaire.

DURÉE DES ÉPIDÉMIES. — La durée des épidémies de méningite cérébro-spinale est extrêmement variable, mais d'une façon générale, elle est assez longue. Il en est qui se terminent après deux ou trois mois ; le plus souvent, elles persistent pendant six mois, un an, deux ans dans la même garnison. A Strasbourg, elle dura quinze mois, d'octobre 1840 à la fin de 1841, à Metz, dix-sept mois, de décembre 1847 à avril 1849.

Parfois la méningite s'attache à certaines villes et s'y maintient ainsi avec une certaine ténacité : ainsi, pendant sept années consécutives (de 1837 à 1845), on la voit sévir à Bayonne ; elle persiste dans les mêmes conditions pendant cinq ans à Versailles, de 1839 à 1843. Autre exemple : à Avignon, elle apparaît en 1839 et persiste jusqu'en 1841 ; elle disparaît alors, mais pour opérer un retour en 1845 et s'y maintient pendant quatre ans, jusqu'en 1849. A Rennes, de 1897 à 1905, on ne signale que quelques cas épars ; mais en 1906, 7 cas apparaissent ; 46 cas en 1907, 17 en 1908, 12 en 1909.

L'histoire montre qu'elle s'est maintenue pendant plus longtemps encore en certaines grandes villes des États-Unis, comme Boston, New-York, Philadelphie ; à Philadelphie (W. Ford), elle n'a cessé de régner pendant onze années consécutives :

1864.....	144 cas.
1865.........	130 —
1866..........	75 —
1867..........	102 —
1868..........	54 —
1869..........	36 —
1870..........	36 —
1871..........	44 —
1872..........	128 —
1873..........	246 —
1874..........	82 —

A une époque plus rapprochée de nous, des faits analogues se produisirent, quoique moins prolòngés, notamment dans les localités de Silésie, comme Beuthen, Tarnowitz, etc., qui furent atteintes pendant plusieurs années de suite, avec une rémission de plus ou moins longue durée, après laquelle de nouveaux épisodes survinrent.

Enfin, rappelons l'épidémie de Suède qui n'a pas duré moins de six ans, atteignant successivement toutes les provinces du sud au nord, et reparaissant chaque année dans les localités où elle avait cessé l'été précédent.

LOCALISATION DES ÉPIDÉMIES. — Boudin avait signalé, comme un des traits les plus caractéristiques de la méningite cérébro-spinale, sa tendance à se localiser à certaines agglomérations ou même à certains groupements plus ou moins restreints.

Il n'est pas rare en effet de voir l'affection se limiter à certains quartiers, certaines maisons et même à certaines familles ; des exemples assez nombreux en ont été fournis,

Dans le milieu civil, on a vu la méningite se cantonner dans certains quartiers isolés des voisins, et à plus forte raison, dans certaines collectivités. Ce fut le cas des bagnes de Rochefort (1838), de Procida (1840), des prisons (prison de la Force à Paris en 1849), des agglomérations de travailleurs vivant en commun (maisons d'ouvriers d'Irlande, colonie de Petit-Bourg), des orphelinats de Vienne (1863), de Washington (1864 et 1865).

Dans les garnisons, il est courant de voir la méningite frapper avec une prédilection marquée certains corps de troupe à l'exclusion des autres :

A Metz, en 1841, à Grenoble en 1848, la méningite régna spécialement parmi les troupes d'artillerie, alors que l'infanterie fut totalement épargnée.

Il n'est même pas exceptionnel de constater la localisation exclusive à un seul régiment :

A Orléans, en 1883, l'artillerie seule fut atteinte, alors que l'infanterie resta totalement indemne ; en 1846, à Lyon, l'épidémie s'abat uniquement sur le 61e d'infanterie, de même sur le 9e hussards à Lunéville, sur le 13e léger à Saint-Étienne, en 1882, sur le régiment d'infanterie de marine à Cherbourg. Ce fut aussi le cas de l'épidémie d'Évreux (1909), où le 6e régiment de dragons fut fortement atteint, alors que le bataillon du 28e régiment d'infanterie fut complètement indemne, et cependant quelques cas furent observés dans la population civile.

Quand elle donne des irradiations en dehors de ces foyers localisés, ce n'est souvent que sous forme d'atteintes isolées, comme si elle perdait de sa puissance d'extension (L. Laveran). Ainsi, à Versailles en 1839, les 154 cas observés se répartirent de la façon suivante :

18e de ligne	116 cas.
14e —	26 —
4e hussards............................	5 —
15e de ligne	4 —
4e cuirassiers	2 —
56e de ligne	1 —
4e —	1 —

Il en est souvent de même quand d'un régiment l'affection s'étend à la population civile avoisinante. C'est le quartier environnant la caserne qui est habituellement seul à présenter des atteintes, mais celles-ci restent disséminées.

Il est juste d'ajouter qu'il existe des exceptions à cette règle, car ces cas d'irradiation issus du foyer primitif localisé peuvent, sous l'influence de facteurs favorisants qu'on apprendra plus loin à connaître, devenir le point de départ de foyers secondaires plus ou moins importants.

De plus, ces atteintes irradiées peuvent se manifester non seulement dans les milieux en contact immédiat avec le foyer initial, mais aussi dans un quartier éloigné, ou dans une localité située à distance. Tout, dans leur production, semble dépendre des relations que les sujets habitant le siège du foyer infectant entretiennent avec le monde extérieur.

On ne s'étonnera donc plus de voir la méningite ne pas dépasser les limites d'un milieu fermé comme un bagne, une prison, et s'y cantonner sans intéresser l'entourage, et au contraire s'irradier quand le milieu évolue librement.

Simultanéité d'apparition de certaines épidémies sur des régions étendues de territoire. — La plupart des observateurs ont été frappés par la production de poussées simultanées de la méningite épidémique dans des circonscriptions régionales multiples et séparées par de grandes distances.

L'histoire épidémiologique de cette affection montre même cette simultanéité d'apparition chez plusieurs nations voisines, voire même en des régions diverses du globe ; ce caractère assez surprenant, grâce auquel la méningite constitue des foyers épars dans le même temps et à la même heure, se manifeste lors des grands réveils épidémiques. Ce fut le cas de la pandémie de 1837, celui des épidémies qui sont écloses à la même époque en Allemagne et aux États-Unis en 1905. De même en 1909, la méningite cérébro-spinale a pris naissance presque simultanément en divers départements de notre territoire dans l'Eure, le Calvados, la Manche.

la Bretagne, les Landes, l'Auvergne, la Meuse, etc... et on la vit sévir à la même époque en Roumanie, en Grèce, à Constantinople, etc.

ALLURE GÉNÉRALE. MARCHE. — L'allure générale des épidémies de méningite cérébro-spinale est assez variable ; toutefois une particularité semble les caractériser toutes : c'est la façon capricieuse de leur évolution.

Début insidieux. — Les épidémies ne débutent pas d'emblée d'une façon brutale. On n'assiste pas, comme pour la rougeole, par exemple, ou certaines bouffées de fièvre typhoïde, à une explosion massive. Même dans les cas où les atteintes paraissent relativement denses, le début est généralement insidieux. Il se manifeste par l'apparition d'un ou deux cas, prenant naissance habituellement en hiver, soit dans la localité où elle battra son plein, soit, souvent même, d'une façon simultanée dans deux quartiers de la ville, contigus ou éloignés l'un de l'autre, ou même dans des villages environnants n'ayant aucun contact apparent entre eux.

Ces atteintes ne semblent pas, de prime abord, devoir être suivies d'autres semblables, car parfois une, deux et même trois semaines se passent sans qu'on enregistre le moindre cas. Puis une nouvelle atteinte apparaît, suivie alors à plus ou moins bref délai de nouveaux cas qui semblent encore assez disséminés, jusqu'à ce que, à la faveur d'un apport éventuel dans une famille, ou mieux dans une école, une usine, une caserne, ils deviennent plus nombreux, et se localisent en des milieux où la maladie semble élire domicile de préférence.

Là alors, elle fait des victimes en nombre variable avec la densité des habitations, avec le chiffre de leurs occupants, des individus qui participent au même travail, ont entre eux des contacts serrés ou éloignés, et sont soumis à une hygiène rationnelle ou défectueuse. Les foyers épidémiques se constituent donc *lentement, progressivement.*

Caractère lent et progressif de la propagation. — La propagation des épidémies revêt habituellement le même caractère ; l'allure générale est peu tumultueuse et se manifeste sans fracas.

En effet, quand les épidémies prennent de l'extension et envahissent un ou plusieurs départements, elles procèdent par petits foyers, qui se circonscrivent successivement à une ou plusieurs communes ou hameaux ; et il leur faut plusieurs mois pour achever leur œuvre.

Il en est de même dans les villes de garnison : la méningite commence à s'attaquer à un corps de troupe ; les autres, s'ils doivent payer leur tribut, ne sont atteints que successivement les uns après les autres ; l'épidémie se développe dans le sein de chacun d'eux pendant quelque temps, et ne se transmet aux corps voisins qu'après avoir épuisé son action sur les précédents.

L'exemple suivant rend assez fidèlement compte de ce qui se passe habituellement :

A Strasbourg, la méningite commence à atteindre le 7e de ligne en octobre 1840 ; pendant trois mois, ce régiment reste presque seul à fournir des malades. Le 69e de ligne, dont 2 compagnies habitent en commun avec une fraction du 7e, est atteint en décembre. En janvier 1841, le 29e de ligne et le 11e d'artillerie sont frappés ; en février, ce sont le 34e de ligne et le 1er d'artillerie ; le régiment des pontonniers ne présente ses premiers cas qu'en mars, soit six mois après la première apparition de la méningite à Strasbourg.

C'est un exemple semblable que Faure-Villars signalait à Versailles en 1839, où l'épidémie s'est montrée tout d'abord sur le 18e léger qui l'avait apportée en février ; le 14e de ligne ne fut atteint qu'en mai, et après lui les autres corps de troupe.

Caractère capricieux de la propagation. — Dans leur marche extensive, les épidémies de méningite cérébrospinale se font encore remarquer par leur allure essentiellement *irrégulière* et *capricieuse*. Elles respectent certains milieux ou groupements qui, de par leur situation vis-à-vis du foyer primitif, paraissent devoir être atteints facilement et avec prédilection ; elles en éprouvent d'autres au contraire que l'on suppose devoir rester à l'abri.

Dans les garnisons, certains régiments sont épargnés, d'autres sont fortement atteints ; en d'autres, les jours d'épreuve ne commencent qu'après la délivrance des unités où l'affection a frappé ses premiers coups. On se rappelle l'histoire de l'épidémie de Versailles en 1839, qui s'abattit plus particulièrement sur le 18e léger et ne toucha que très légèrement les régiments voisins.

Il en est de même de certains épisodes observés dans la population civile, où des groupements sont très éprouvés, alors que d'autres sont à peine effleurés ou restent complètement indemnes.

Ces bizarreries s'observent encore dans le sein des foyers eux-mêmes; si, dans les casernes, la méningite semble frapper de préférence certaines chambres, certains bâtiments, en d'autres épisodes, au contraire, on constate une dissémination particulièrement troublante : une, deux atteintes apparaissent dans une chambrée ; les occupants en sont isolés, vivent à part, toutes les mesures sont prises pour enrayer l'extension de ce foyer en son début, quand, dans un bâtiment opposé, souvent éloigné du premier, un nouveau cas apparaît, puis un second ; les mêmes mesures sont prises pour ces derniers, mais voici que de nouvelles atteintes éclosent en des chambres distantes encore des précédentes, semblant ainsi vouloir défier tout effort prophylactique. Cette modalité spéciale n'est pas rare; elle ne dépare d'ailleurs pas le caractère de bizarrerie qui s'attache à l'évolution épidémique de la méningite cérébro-spinale.

Si incohérents que paraissent ces faits, ils ne peuvent infirmer en rien la doctrine de la contagiosité, telle qu'elle sera exposée plus loin.

L'irrégularité se manifeste non seulement dans l'espace, mais aussi dans le temps ; l'étude générale quotidienne d'un foyer épidémique le prouve surabondamment :

que se manifeste la méningite cérébro-spinale. En temps ordinaire, il n'est pour ainsi dire pas de mois, surtout en hiver et au printemps, où, dans les hôpitaux civils ou militaires, on n'enregistre au moins une entrée pour méningite cérébro-spinale ; l'endémie y est certaine ; mais de temps en temps, comme en 1898, en 1909 et en 1912, l'affection prend une allure épidémique indubitable, à la faveur de conditions favorisantes connues ou inconnues. La plupart des grandes villes subissent un régime analogue.

La méningite cérébro-spinale en temps de guerre. — L'histoire des guerres antérieures, même récentes, a fourni peu de renseignements sur les caractères qu'elle revêt dans les armées en campagne, soit qu'elle ait été peu observée, soit qu'en raison du peu de notions alors acquises à son sujet, elle ait été confondue avec d'autres infections ou soit restée relativement méconnue.

Pendant la guerre actuelle, elle s'est manifestée dans la zone des armées avec un caractère de morbidité très faible :

En 1915 : elle a atteint le taux de 4.292 pour 10.000 hommes d'effectif.
En 1916 : 1.804 pour 10.000 hommes d'effectif.
En 1917 : 1.568 pour 10.000 hommes.

Il est remarquable de constater un chiffre aussi peu élevé de malades au milieu de l'agglomération humaine massée sur le front.

Son allure générale s'est montrée sous le type endémique. Rares ont été les épisodes épidémiques, ils se sont réduits en réalité à quelques petits foyers de 6 à 8 atteintes développées dans le même cantonnement à la suite d'un premier cas, que ce dernier se soit développé sur place sans lien apparent avec une atteinte antérieure, ou qu'il soit survenu à la suite d'une importation (renforts ou permission).

ÉTIOLOGIE

L'étiologie de la méningite cérébro-spinale est conditionnée par divers facteurs :

1° Des causes secondes, favorisantes, occasionnelles, dont les unes sont inhérentes à l'individu (causes intrinsèques), dont les autres lui sont étrangères (causes extrinsèques).

2° Une cause déterminante, spécifique : le méningocoque.

Causes secondes.

Facteurs intrinsèques. — AGE. — Dans toutes les épidémies qui ont été décrites, les auteurs ont insisté avec juste raison sur l'influence de l'âge. La méningite cérébro-spinale sévit avec une surprenante prédominance sur les enfants et les adolescents, et cela d'une manière si habituelle et dans des contrées trop diverses pour qu'il y ait lieu d'invoquer l'effet des séries.

Quelques exemples suffiront à l'établir :

A Aiguesmortes en 1841-1842, en Suède, les enfants et les adolescents étaient presque seuls atteints.

A Bromberg, l'épidémie qui sévit du 1er février au 15 juin 1864 atteignit surtout les enfants de huit mois à quatorze ans et plus spécialement ceux de deux à sept ans : 132 malades sur 141 n'avaient pas sept ans : 93,8 p. 100.

A New-York, en 1872, les 40 cas décrits par Radenstein, ont été compris entre trois et seize ans. Dans la même épidémie, le relevé de Morris, qui porte sur 412 cas, en montre 236 au-dessous de dix ans. Enfin Smith, sur 975 cas, donne les chiffres suivants :

```
De quelques mois à 1 an ...................   125 cas.
De   1 à 5 ans ...........................   336 —
  —    5 à 10  — ........................   204 —
  — 10 à 15  —  ........................   106 —
  — 15 à 20  —  ........................    54 —
  — 20 à 30  —  ........................    79 —
Au-dessus de 30 ans  ...................    71 —
```

Dans l'épidémie des grands-duchés, L. Laveran a noté les proportions suivantes :

Au-dessous de 3 ans	19 cas.
De 3 à 10 ans	28 —
— 10 à 15 —	11 —
— 15 à 20 —	15 —
— 20 à 30 —	8 —
— 30 à 33 —	2 —

Cette prédilection pour l'enfance et l'adolescence se retrouve dans les épidémies plus récentes :

Dans les rapports sanitaires allemands établis pour les années comprises entre 1905 et 1908, la statistique donne les renseignements suivants :

AGE	NOMBRE DES MALADES		
	1905.	1906.	1907.
0- 1 an	298	151	333
1- 2 ans	285	148	239
2- 3 —	333	159	243
4- 5 —	673	320	450
6-10 —	982	536	514
11-15 —	425	248	286
16-20 —	281	213	219
21-25 —	102	107	113
26-30 —	53	40	61
31-40 —	69	55	76
41-50 —	44	32	38
51-60 —	24	15	19
61-70 —	6	3	4
71-80 —	3	1	0

En calculant le pourcentage des cas entre zéro et quinze ans, on arrive à obtenir des proportions comparables pour les trois années 1905, 1906 et 1907 :

En 1905 de 0 à 15 ans	83,7 p. 100.
En 1906 —	76,98 —
En 1907 —	79,7 —

Ces chiffres globaux sont en concordance avec ceux d'épidémies plus localisées, comme celle de la régence

d'Oppeln où, sur 1006 cas, 903 (soit 89,2 p. 100), concer-
nèrent des sujets âgés de moins de quinze ans.

Pendant l'épidémie qui a frappé Posen, de 1905 à 1908,
O. Büsse, sur 124 cas, a observé :

De 0 à 1 an, 18 cas...................	14,5 p. 100.
— 1 à 2 —, 15 —	10,5 —
— 2 à 3 —, 18 —	14,5 —
— 3 à 4 —, 11 —	8,9 —
— 4 à 5 —, 7 —	5,6 —
— 5 à 10 —, 29 —	23,4 —
— 10 à 15 —, 8 —	6,5 —
— 15 à 20 —, 6 —	4,8 —
— 20 à 30 —, 8 —	6,5 —
Au-dessus de 30 ans, 6 cas	4,8 —

Voici, figurée dans un tableau (fig. 5), la morbidité, par
âge, observée en Prusse en 1902.

De tous ces chiffres et des autres recueillis dans les diverses

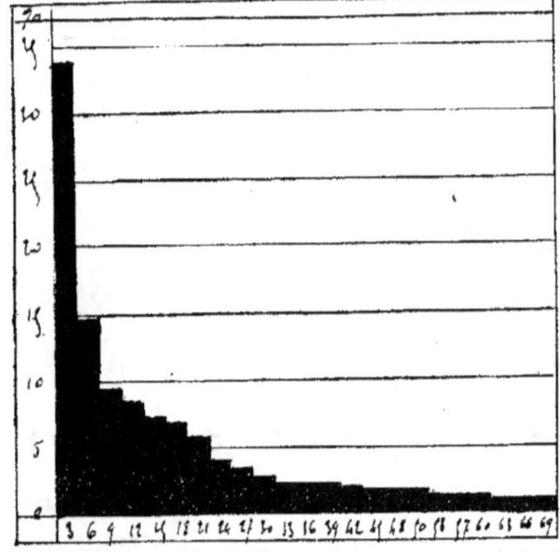

Fig. 5. — Morbidité par méningite cérébro-spinale (par âge) en Prusse
pendant l'année 1902.

populations civiles qui ont été atteintes, il ressort nettement que :

1° La méningite cérébro-spinale atteint tous les âges,
même la vieillesse, mais elle présente une prédilection
marquée pour les enfants de zéro à trois ans et plus particu-

Les premiers cas, ainsi qu'il a été dit plus haut, surviennent isolément, puis, une fois l'éclosion épidémique amorcée, on les voit se déclarer sous la forme de quelques atteintes dont l'apparition est irrégulière, suivies d'accalmies qui persistent quelques jours, parfois plusieurs semaines, et auxquelles succèdent des reprises plus ou moins importantes. On assiste ainsi à de véritables *poussées intermittentes*, à des *paroxysmes* d'intensité variable, séparés les uns des autres par des périodes de trêve plus ou moins complète. L'épidémie procède donc habituellement par *saccades séparées par des rémissions*, mais des rémissions trompeuses, suivies fréquemment de retours offensifs, égaux ou même supérieurs en intensité aux premiers groupements qui en ont marqué le début.

Une épidémie est dès lors constituée par une suite interrompue d'explosions successives, survenant le plus souvent sans ordre aucun (fig. 2) ; elles sont soumises, comme on le verra, à l'action des intempéries qui ont sur l'éclosion simultanée de plusieurs cas une influence manifeste.

Quand l'épidémie est sur son déclin, les poussées paroxystiques deviennent de moins en moins denses, s'espacent de plus en plus, et bientôt on n'observe plus que quelques cas erratiques, séparés par des intervalles de plus en plus éloignés et très irréguliers ; à l'état épidémique succède donc un état endémique, parfois entrecoupé de poussées éphémères, timides et sans lendemain. Cet état endémique, qui apparaît en général et règne pendant la période estivale, persiste jusqu'à ce que des conditions favorisantes occasionnent un nouveau retour greffé sur les atteintes sporadiques, reliquat de la poussée épidémique précédente.

C'est le cas de maintes épidémies dont la durée s'échelonne sur deux ou plusieurs années, notamment l'épidémie de Suède qui, dans une localité donnée, voyait chaque année se réduire considérablement le nombre de ses atteintes pendant la saison chaude, pour frapper de nouveaux coups dès que

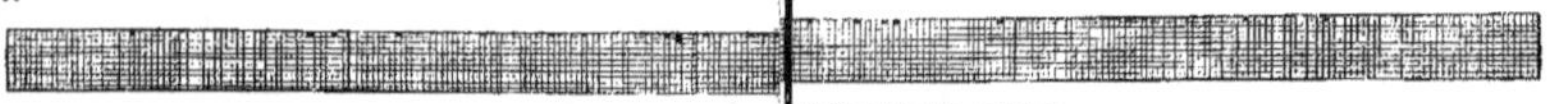

Fig. 1. — Graphique figurant l'état endémique (cas très espacés).

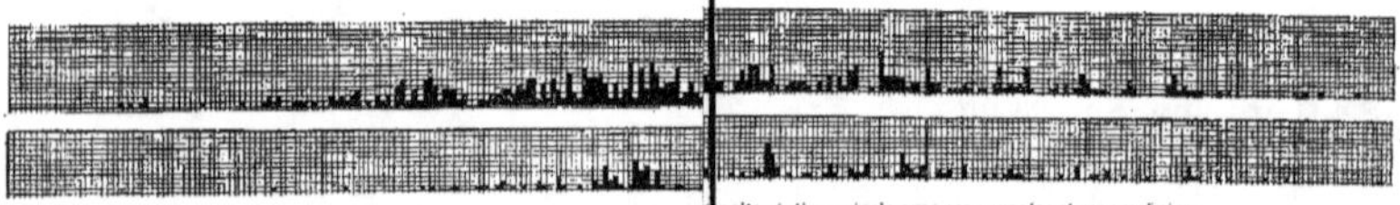

Fig. 2. — Graphiques figurant jour par jour une épidémie de méningite cérébro-spinale avec ses poussées et ses accalmies.

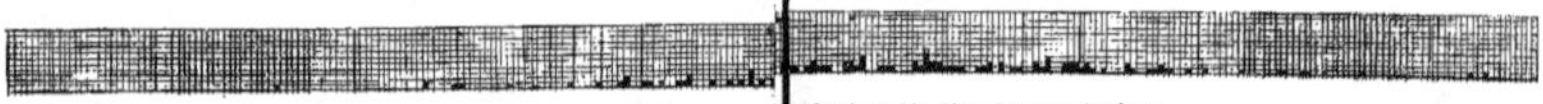

Fig. 3. — Graphique figurant un état endémo-épidémique (de décembre à septembre).

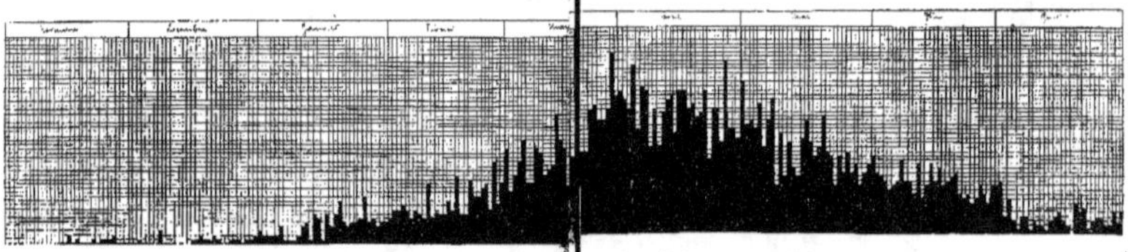

Fig. 4. — Graphique de l'épidémie de la Résidence d'Oppeln (1905), d'après Flatters.

l'hiver réapparaissait. En d'autres circonstances, l'endémie, avant de disparaître, dure plusieurs années.

État endémo-épidémique. — Troisième mode d'évolution qui s'observe surtout dans les grandes villes. L'état endémique, primitif ou faisant suite à une épidémie, évolue depuis quelque temps ou même plusieurs années, quand vient se greffer un épisode épidémique plus ou moins violent, après le déclin duquel la méningite reprend l'évolution endémique suivant laquelle elle s'était manifestée antérieurement (fig. 3).

Les faits semblables abondent. Citons l'épidémie qui a sévi assez sévèrement à Cologne en 1885 et en 1886 et où l'année 1887 ne compta que 4 cas ; en 1888, brusquement, une petite épidémie de 26 cas fait son apparition, puis pendant les années qui suivirent, de 1889 à 1892 inclusivement, la méningite ne continua à se manifester que sous forme de quelques atteintes.

De même encore, en 1873, la ville de Boston souffrit cruellement d'une épidémie assez dense ; la méningite y régnait d'une façon endémique avant cette explosion ; elle continua à y régner depuis lors d'une façon permanente sous la même forme, avec des épisodes greffés de temps à autre sur le fond morbide devenu habituel et constant.

En Silésie, dans la région d'Oppeln, les centres miniers de Beuthen, Kattowitz, Gleiwitz, etc., sont, depuis plus de vingt ans, le siège annuel d'une série pour ainsi dire ininterrompue de quelques cas qui sévissent en permanence, mais d'une façon discrète, dans la population ouvrière. De temps à autre, cependant, ces cas sporadiques servent d'amorce à des bouffées épidémiques qui durent un an ou deux; puis le calme relatif revient, pour faire place à nouveau à des poussées plus violentes comme celles de 1905, 1906, 1907, auxquelles a succédé depuis lors le retour à l'état endémique actuel, jusqu'au jour où de nouvelles épidémies réapparaîtront.

Enfin à Paris, c'est bien sous le mode endémo-épidémique

lièrement les nourrissons qui lui paient un très fort tribut

2° La fréquence que l'on observe au maximum dans les

	RÉGENCE D'OPPELN.			DUISBURG-RUHRORT.		
	Malades.	Morts.	Pourcentage.	Malades.	Morts.	Pourcentage.
			p. 100			p. 100
0-1 an	255	229	89	32	31	97
1 an	243	202	83	29	21	72
2 ans	285	210	73	21	14	67
3 —	325	236	72	22	18	82
4 —	276	194	70	13	7	59
5 —	222	153	68	9	6	
6 —	195	120	61	6	5	
7 —	168	115	68	8	3	
8 —	128	79	61	8	5	57
9 —	107	57	53	3	2	
10 —	101	59	58	3	1	
11 —	78	51	65	3	2	
12 —	68	35	55	2	2	57
13 —	62	29	46	2	0	
14 —	42	24	57	4	2	
15 —	33	20	60	3	2	
16 —	44	25	56	5	5	
17 —	43	30	46	2	1	73
18 —	41	27	65	4	4	
19 —	26	23	85	2	1	
20 —	20	12	60	2	0	
21 —	10	7		2	1	
22 —	8	5		3	2	
23 —	14	11	68	2	1	55
24 —	5	2		0	0	
25 —	7	5		2	1	
26-30 ans	33	18	58	2	1	
31-35 —	17	10	59	1	1	
36-40 —	17	10	59	1	0	
41-45 —	15	11	73	1	1	
46-50 —	7	6				
51-55 —	9	5				
56-60 —	4	4				
61-65 —	1	1	100			
65-70 —	3	3				
Au-dessus de 70 ans.	1	1				

deux premières années de la vie, s'atténue d'une façon générale entre trois et dix à douze ans, pour s'élever à nouveau vers la quinzième année ; puis elle décroît progressivement en s'atténuant de plus en plus au fur et à mesure que l'âge grandit.

Cette influence indéniable de l'âge s'observe non seulement vis-à-vis de la morbidité, mais aussi vis-à-vis de la mortalité, témoin la statistique établie par Flatters pour les épidémies de la région d'Oppeln et de Duisburg-Ruhrort.

Le tableau ci-dessus montre que la mortalité est la plus forte dans le jeune âge ; après s'être abaissée jusqu'à l'âge de seize ans, une recrudescence s'observe entre seize et vingt ans, pour redescendre et remonter à nouveau à partir de quarante-cinq ans. L'expérience montre que, lors de la vieillesse, la léthalité atteint un maximum : 100 p. 100.

SEXE. — Hirsch rapporte qu'en 1846, en Irlande, et à Petit-Bourg, en 1849, la majorité des cas atteignit le sexe masculin.

A Zellin, en 1865, sur 173 malades, on compta 110 femmes et 63 hommes. A Carthans, les deux sexes furent à peu près également éprouvés. Les auteurs allemands qui ont observé les épidémies de Silésie et de Westphalie, pays miniers, ont constaté que les hommes payaient un plus lourd tribut que les femmes ; il est fort vraisemblable que les mineurs, obligés de travailler les uns au contact des autres dans les puits de mine, et soumis à une hygiène défectueuse, ont été plus prédisposés que leurs familles à contracter l'infection. En réalité, à part cette exception, on s'accorde à penser que l'influence du sexe est négligeable.

ÉTAT DE MALADIE ANTÉRIEURE. — L'état de maladie antérieure est important à considérer. Il est évident que, pour la méningite cérébro-spinale comme pour les autres infections, le germe a plus de prise sur un organisme déjà affaibli par les infections, les intoxications antérieures, ou en état de déchéance due à la misère physiologique.

Les antécédents nerveux personnels et héréditaires ont une influence assez nette.

Westenhœffer déclare, en outre, que les sujets entachés de *lymphatisme*, atteints de végétations adénoïdes, sont plus prédisposés que d'autres à contracter la méningite. Il est vraisemblable que, chez ces sujets, l'altération chronique dont le rhino-pharynx est atteint, permet mal la défense de ce dernier contre les germes infectieux et contre le méningocoque en particulier, qui y pullule avec tant de facilité.

TRAUMATISME. — Plusieurs auteurs ont constaté le rôle favorisant des traumatismes craniens. Il s'explique aisément par la moindre résistance amenée au niveau des méninges par les désordres provoqués. Mais, pour que le traumatisme puisse avoir cet effet, il est nécessaire que le méningocoque existe préalablement dans le rhino-pharynx des sujets atteints.

SITUATION SOCIALE. — La situation sociale intervient encore comme un facteur d'importance non négligeable, non tant par elle-même que par les conditions hygiéniques dans lesquelles vivent les individus. Si la méningite n'épargne pas la classe riche, elle porte ses coups de préférence sur la classe ouvrière, qui vit habituellement dans des conditions difficiles où le confort est peu connu; les quartiers populeux, où les agglomérations sont denses, sont éminemment propices à la pullulation du germe qui y trouve un élément facile à sa diffusion ; l'encombrement des habitations favorise au plus haut point cette dernière, et l'on conçoit aisément que, dans les logements où règne l'insalubrité, où des familles entières vivent dans des pièces peu nombreuses, exiguës, mal aérées, où les lits donnent asile à plusieurs de leurs membres, les organismes soient des proies faciles à l'infection.

Ces conditions se réalisent au maximum dans les *pays de mines* qui sont signalés habituellement comme des régions où la méningite se montre avec intensité. Les familles de mineurs de Silésie, de Westphalie ont payé, ces dernières années, un tribut fort important à la méningite cérébro-spinale. Il en est de même des districts miniers de Limbourg (Pays-Bas), où, en 1915, la méningite a été importée des districts miniers d'Aix-la-Chapelle, de Dusseldorf, d'Arnsberg, etc. Elle s'y manifeste à l'état latent sous la forme endémique sur laquelle se greffent, suivant les années, des épidémies plus ou moins denses qui, chaque fois, font de nombreuses victimes.

FATIGUE ET SURMENAGE. — La fatigue et le surmenage constituent un facteur assurément important dans l'éclosion de la méningite cérébro-spinale. La répartition générale des atteintes de cette dernière en est une preuve manifeste ; dans l'armée on constate, en effet, que les *jeunes soldats* ayant moins d'un an de service paient le tribut le plus important à la maladie ; ce n'est assurément pas en raison de leur âge qui ne diffère pas sensiblement de celui des soldats ayant deux à trois ans de service ; il faut en chercher la cause dans l'influence des causes détériorantes et notamment la fatigue, résultant pour eux de la période toujours pénible de l'initiation au service.

C'est donc plus à la fatigue qu'à l'âge qu'il faut attribuer cette réceptivité spéciale des recrues dans un régiment.

Les exemples de cette réceptivité se sont toujours montrés fréquents au cours des épidémies qui se sont développées.

A Metz, en 1841, sur 48 malades :

```
10  avaient moins de 3 mois  de service.
26   —    de 3 mois à 1 an          —
 8   —    de 1 an    à 2 ans         —
 2   —    de 2 an    à 3 ans         —
 1   —      —          4 ans         —
 1   —      —          6 ans         —
```

L. Laveran a montré qu'à Toulon, en 1851, dans le régiment d'infanterie de marine atteint, 80 p. 1 000 malades avaient moins d'un an et 5 p. 1 000 avaient plus d'un an de service.

A Saint-Étienne, en 1848, la garnison se composait de 1 100 hommes du 22e léger, tout nouvellement incorporés, de 100 hommes du 13e léger, presque tous anciens soldats, 300 hommes du 12e dragons. Le nombre des atteintes se répartit ainsi :

```
22e léger ............................... 100 cas.
13e léger ...............................   5  —
12e dragons .............................   2  —
```

En d'autres épisodes, on constata souvent que les épidémies débutaient au moment de *l'arrivée des recrues.* Ainsi, l'épidémie de Versailles de 1839 commence aux premiers jours de février et jusqu'en mars, se limite au 18e léger. « Ce corps, dit Faure-Villars, avait reçu du 16 au 22 janvier, 226 recrues provenant des départements de la Vienne, de l'Indre-et-Loire, du Loir-et-Cher. Ces jeunes gens avaient fait une route longue et fatigante. Ceux de la Vienne s'accordaient à se plaindre d'avoir été surmenés pendant le voyage. C'est sur les jeunes soldats de cette dernière catégorie qu'a sévi spécialement l'épidémie. En effet, ce détachement, fort de 153 hommes, a fourni 79 malades. »

On pourrait penser à la lecture de ce récit, que la saison (février) était particulièrement favorable à l'éclosion de la méningite et que ce facteur avait pu intervenir de préférence à tout autre. L'interprétation pourrait être exacte si dans la même épidémie de Versailles, l'atteinte du 14e de ligne n'avait coïncidé, comme la précédente, avec l'arrivée des recrues, mais cette fois au mois de mai. Là, en effet, les jeunes soldats furent les premiers et les plus atteints ; les anciens soldats ne commencèrent à subir l'épreuve que plus tardivement.

Enfin, en d'autres garnisons, où la méningite existait déjà, les recrudescences se sont manifestées au moment de l'arrivée des soldats nouvellement incorporés.

« A Laval, en 1840, sur 44 morts, il y eut 37 nouveaux soldats et les recrudescences furent toujours en rapport avec l'arrivée des recrues ; ainsi, du mois de mars 1840 au 30 septembre, le 15e de ligne a reçu 957 hommes qui sont restés au 3e bataillon à Laval, et une recrudescence s'est manifestée le 28 de ce mois. Du mois d'octobre au 1er janvier 1841, le corps a reçu 368 hommes dont 335 le 13 septembre, le 30 de ce mois, on était au plus fort de l'épidémie. »

Dans cette épidémie donc, deux poussées furent observées ; elles coïncidèrent manifestement avec l'arrivée des recrues.

L'influence de la fatigue et du surmenage se fait sentir

encore sur la mortalité. C'est ainsi qu'en temps de guerre, la léthalité est infiniment moindre sur les troupes au repos relatif, que sur les troupes obligées de prendre part à des combats prolongés ou continuels ; les fatigues subintrantes, l'insomnie pendant de longs jours finissent par entraîner une déchéance organique, qui fait fléchir la résistance générale, et enlève à l'homme ses moyens de défense.

Facteurs extrinsèques. — CONDITIONS MÉTÉORIQUES. INFLUENCE SAISONNIÈRE. PRÉDOMINANCE EN HIVER ET AU PRINTEMPS. — La méningite cérébro-spinale peut éclore en toutes saisons, mais elle affecte une remarquable prédilection pour la saison froide. C'est en effet généralement en hiver que la maladie éclate, quelle que soit la latitude. Les épidémies les plus méridionales de l'ancien continent, celles de Grèce, d'Italie, de Gibraltar, d'Algérie, les épidémies les plus septentrionales, celles de France, d'Angleterre, de Russie, de Suède commencent à la même époque. Hirsch a fourni à ce sujet les exemples les plus démonstratifs. D'ailleurs tous les auteurs qui ont observé et décrit des épidémies de méningite cérébro-spinale posent les mêmes affirmations.

Voici d'ailleurs quelques exemples qui les ratifient :

Parmi les épidémies anciennes, celles de Rochefort (1837-38), surtout celle de Strasbourg (1840-1841) sont significatives à cet égard :

	ROCHEFORT 1837-1838.	STRASBOURG 1840-1841.
Octobre..................	—	1
Novembre	—	3
Décembre	14	8
Janvier	68	34
Février	21	43
Mars	8	65
Avril..................	3	29
Mai...................	3	9
Juin..................	1	4
Juillet	1	0

Il en est de même de celle de Metz 1847-1849 (L. Laveran),

Décembre 1847	15	Août 1848	0
Janvier 1848	27	Septembre —	0
Février —	45	Octobre —	0
Mars —	11	Novembre —	3
Avril —	2	Décembre —	2
Mai —	8	Janvier 1849	4
Juin —	1	Février —	5
Juillet —	0	Mars —	5

Lors de l'épidémie qui sévit à Duisbourg et à Ruhrort, en 1905 et 1906, on releva les chiffres suivants :

	RUHRORT.	DUISBOURG.
Novembre 1905	2	0
Décembre	11	2
Janvier 1906	29	5
Février	22	3
Mars	24	7
Avril	22	10
Mai	21	15
Juin	13	5
Juillet	2	4
Août	0	1

Les rapports sanitaires établis par l'État Prussien de 1904 à 1907 inclusivement, parlent dans le même sens :

	1904.	1905.	1906.	1907.
Janvier	11	139	216	149
Février	11	320	313	260
Mars	11	759	370	362
Avril	14	1010	403	467
Mai	8	776	258	425
Juin	9	339	122	301
Juillet	5	124	85	154
Août	9	72	51	122
Septembre	5	44	43	102
Octobre	3	47	64	120
Novembre	17	60	56	64
Décembre	15	72	51	57

Pendant l'épidémie parisienne de 1909, Netter et Debré ont observé la répartition qui suit :

Janvier	3	Juillet	5
Février	10	Août	2
Mars	19	Septembre	0
Avril	16	Octobre	0
Mai	14	Novembre	2
Juin	6	Décembre	4

Ces statistiques montrent nettement que la méningite cérébro-spinale est une maladie de l'hiver et du printemps.

D'une façon générale, les premiers cas de méningite s'observent en novembre et décembre ; à cette période de l'année, ils sont sporadiques et assez disséminés ; en janvier et février, ils deviennent plus nombreux, mais c'est habituellement en mars et en avril que leur nombre atteint le maximum ; il reste stationnaire en avril ou fléchit légèrement en mai, pour diminuer notablement en juin et le plus ordinairement l'épidémie se termine en juillet ou en août.

C'est ce qui ressort nettement de l'épidémie observée par Flatters en Haute Silésie en 1905, avec le nombre des cas déclarés quotidiennement (fig. 4).

Ces particularités et ce mode d'évolution à travers les différentes périodes de l'année s'observent mieux encore dans les épidémies qui se prolongent plusieurs années ; on les voit en effet s'atténuer et même s'interrompre pendant la saison chaude pour opérer leur reprise lors de la saison froide. Les chiffres reproduits plus haut pour l'épidémie prussienne de 1904 à 1908 en sont l'expression nette. Enfin citons encore l'exemple typique fourni par l'épidémie de Suède : pendant les six années qu'a duré l'épidémie, on en a constaté la suspension à peu près complète pendant la saison chaude et le retour périodique en hiver.

Influence directe du froid. — D'autre part, quand on observe certains épisodes, certains groupements au cours de l'évolution d'un foyer épidémique, il semble que l'action du froid sur les individus eux-mêmes favorise le développement de l'affection.

A Metz, L. Laveran notait que l'abaissement de la température, de même aussi le retour des vents froids faisaient présager une aggravation ou une reprise de l'épidémie. A Versailles, en 1839, Faure-Villar mentionne que « vers le milieu de mars, l'épidémie était en voie manifeste de décroissance. Une recrudescence se produit à la suite d'une revue pendant laquelle le 18e léger a été exposé pendant plusieurs heures d'immobilité à l'action d'un froid vif et pénétrant. »

Beaujeu avait remarqué, pendant l'épidémie d'Arras en 1901 (3e régiment du génie), que les poussées successives coïncidaient nettement avec les recrudescences du froid.

Pendant l'épidémie de Lonaconing en 1893, à chaque abaissement de température, la maladie prenait une extension nouvelle.

C'est aussi ce qu'avait remarqué M. Lemoine à l'occasion de l'épidémie d'Orléans, en 1886 : « On peut dire, d'une façon générale, que chaque cas, en particulier est survenu le jour précis ou le lendemain d'une chute brusque et marquée du thermomètre, et il est à remarquer que sur 14 cas de méningite cérébro-spinale, 7, c'est-à-dire la moitié, se produisirent pendant le mois de mars, remarquable habituellement par les oscillations brusques de la température, et qui, cette année-là, fut particulièrement rude à Orléans. Cette coïncidence avait été tellement nette dès l'apparition des premiers cas, qu'il m'arriva plusieurs fois, à certains jours de température très rigoureuse, de prévoir l'éclosion de cas de méningite cérébro-spinale. »

Les observations que j'ai pu faire au cours de plusieurs épidémies de méningite confirment entièrement cette manière de voir, et en particulier il faut envisager davantage l'influence des oscillations brusques de température auxquelles l'organisme est très sensible que celle d'un froid continu. Au printemps notamment, il est fréquent de constater pendant quelques jours une température assez douce, suivie brusquement du jour au lendemain, sans transition aucune, d'un froid, soit sec, soit humide, extrêmement pénétrant. C'est habituellement le lendemain ou le surlendemain de ces variations importantes de la température que l'on observe les poussées paroxystiques de la méningite, telles qu'elles ont été décrites dans l'étude des caractères généraux des épidémies.

Influences cosmiques. — L'influence du froid et des intempéries n'est pas niable. A côté d'elle, il en est d'autres que l'on peut réunir sous le vocable de « cosmiques », et qui peuvent seules, jusqu'à plus ample informé, être mises en cause pour expliquer certaines particularités, telle l'apparition simultanée de certaines épidémies en des régions étendues de territoire, ou des régions même parfois très distantes les unes des autres.

Netter et Debré expliquent ces faits par une exaltation de la végétabilité et de la virulence du méningocoque ; il existerait à cet égard une analogie assez étroite avec le pneumocoque, dont la virulence varie suivant l'époque de l'année et s'exagère au moment de la période d'hiver, celle où l'on observe le plus de pneumonies (Netter). Cette interprétation peut expliquer les variations de la morbidité de la méningite suivant les saisons, mais elle ne nous renseigne pas sur les facteurs qui conditionnent la simultanéité d'apparition et la morbidité plus grande observées en certaines années : ces derniers ne peuvent être rapportés, en l'ignorance de leur nature exacte, qu'à des influences cosmiques mal définies, qu'il est, pour l'instant, difficile de déterminer.

Tout ce qu'il est possible d'affirmer, c'est que, à l'image d'autres maladies contagieuses et épidémiques, rougeole, scarlatine, diphtérie, etc., il y a des années à méningite cérébro-spinale comme il y a des années à diphtérie, etc...

Cause déterminante spécifique.

La notion de la spécificité de la méningite cérébro-spinale dite épidémique n'a pas été admise sans conteste. Actuellement, le doute n'est plus permis ; sa présence constante chez les malades qui en sont atteints, les réactions biologiques du sérum de ces derniers sur les cultures de ce germe montrent à l'évidence son rôle pathogène spécifique. La démonstration définitive en a été donnée à la suite des recherches effectuées depuis 1905 par divers auteurs qui ont pu l'isoler d'un groupe de germes similaires (pseudo-méningocoques) avec lesquels il était confondu (1).

(1) A côté du méningocoque type, il a été décrit des germes morphologiquement semblables, mais en différant par leurs propriétés biologiques. Je les avais désignés sous le nom de « paraméningocoques » dont j'avais

Habitat du méningocoque.

Le méningocoque siège au niveau des lésions cérébro-méningées qui caractérisent la méningite cérébro-spinale; il se trouve dans le pus dont les méninges sont enveloppées, dans le liquide céphalo-rachidien que l'on retire par ponction lombaire, et parfois dans les ventricules cérébraux atteints par l'infection.

On le retrouve dans le pus des arthrites suppurées qui se développent au cours de cette affection, dans les viscères qui sont le siège de complications spécifiques : endocardites, pneumonies, etc.

Dans un assez grand nombre de cas, il siège dans le sang où il détermine une véritable septicémie d'où découlent les complications précédentes. Il pourrait, d'après certains auteurs, traverser le rein et être décelé dans l'urine.

Enfin, le méningocoque siège dans le rhino-pharynx, qui est son habitat initial et électif, où il se développe et pullule avant d'aller infecter secondairement les méninges. Cette notion est d'une importance capitale au point de vue épidémiologique, car elle éclaire d'un jour nouveau la transmissibilité de la méningite cérébro-spinale.

Le méningocoque dans le rhino-pharynx des malades. — Vers 1888, à l'autopsie de méningitiques, Weigert, Weichselbaum avaient été frappés de l'existence d'une phlegmasie des fosses nasales, dont la muqueuse était rouge, épaissie et recouverte de muco-pus. Patella fit des constatations semblables.

En 1901, Albrecht et Ghon démontrèrent par l'observation clinique que, dans la plupart des cas, les phénomènes méningés de la méningite cérébro-spinale étaient précédés

décrit trois variétés. MM. Nicolle, Debains et Jouan préfèrent les dénommer « méningocoques » qu'ils appellent méningocoques B, C et D, le méningocoque A restant le méningocoque type.

Tous ces germes interviennent dans l'étiologie de la méningite cérébro-spinale.

par un coryza, une rhino-pharyngite. Westenhœffer (1905) décela sur le cadavre, comme les auteurs précédents, une tuméfaction plus ou moins marquée de l'amygdale pharyngée et de la région postérieure du rhino-pharynx ; la muqueuse était rouge et recouverte de mucus.

Déjà en 1896, Kiefer, puis Mallory, Councilman et Wright avaient isolé du mucus nasal un germe qu'ils pensaient devoir être du méningocoque. Mais à l'époque où ils observaient, ce germe n'était pas encore suffisamment différencié des germes similaires, pour que leurs affirmations fussent considérées comme indubitables. La preuve définitive ne put être fournie que par Weichselbaum et Ghon, Flügge, von Lingelsheim, etc., qui le mirent nettement en évidence.

De nombreux auteurs français et étrangers confirmèrent cette notion capitale. La constance des résultats positifs n'est pas absolue ; ceux-ci varient suivant la date à laquelle la recherche a été effectuée ; mais d'une façon générale il est permis de déclarer nettement qu'au moins dans les premiers jours de la méningite cérébro-spinale, le méningocoque existe dans le rhino-pharynx des malades, et est lié à l'existence d'une rhino-pharyngite méningococcique initiale.

Ce germe siège de préférence et au maximum au niveau des espaces sus et sous-choanaux, les fosses nasales étant pour ainsi dire respectées. Bruns et Hohn l'ont démontré à l'occasion de prélèvements divers : chez un homme dont le mucus rhino-pharyngé donnait du méningocoque en culture pure, on trouvait dans le mucus nasal le méningocoque associé à d'autres bactéries ; quatre à cinq semaines après, le méningocoque existait encore dans le rhino-pharynx, mais avait disparu du mucus nasal. Le germe spécifique peut encore être retrouvé au niveau du pharynx proprement dit et des amygdales.

Ces résultats concordent avec ceux qu'avait obtenus Ostermann. Netter et Debré ont figuré dans le tableau suivant la localisation du méningocoque dans les 3 cas où ils l'ont recherché en plusieurs régions anatomiques :

Numéro des cas	I	II	III
Rhino-pharynx	++	++	+
Amygdales palatines	++	0	0
Fosses nasales antérieures	+	0	0
— postérieures	+	++	0
Salive	+	0	0

On le décèle dans les cas les plus avérés, à évolution normale, mais aussi dans les atteintes frustes ou avortées, et les cas de septicémie évoluant sans méningite.

La *persistance* du méningocoque dans le rhino-pharynx des malades est variable suivant les cas, mais d'une façon générale il disparaît assez rapidement ; c'est ce qui résulte des recherches effectuées par divers auteurs :

O. Lingelsheim décèle le méningocoque :

Dans les 5 premiers jours dans	66 p. 100 des cas.	
Du 6e au 10e jour	24,56	—
Du 10e au 20e jour	11,89	—
Dans la 3e semaine	4,39	—

Goodwin et von Sholly trouvent les chiffres suivants :

Pendant la 1re semaine	54,5 p. 100.	
— 2e —	33,5	—
Après le 2e mois	6,2	—

Netter et Debré :

1re semaine	78,33 p. 100.	
2e —	60	—
3e —	50	—
4e —	25	—
Après le 30e jour	15,35	—

Ces chiffres s'accordent à démontrer que, dans la grande majorité des cas, le méningocoque disparaît du rhino-pharynx en une vingtaine de jours, et que le méningocoque peut être hébergé non seulement par les malades, mais par les *convalescents* de méningite cérébro-spinale.

Le méningocoque dans le rhino-pharynx des sujets sains. Porteurs de germes. — La notion de la présence du méningocoque dans le rhino-pharynx des malades atteints de méningite est complétée par une particularité de la plus haute importance : la présence du même germe dans les cavités naso-pharyngées de certains sujets indemnes de méningite.

Déjà en 1896, Kiefer l'avait signalée, de même en Amérique, Mallory, Councilmann et Wright Schiff en 1898 le retrouve dans les mêmes conditions. En 1901, Albrecht et Ghon établissent le fait d'une façon formelle. En 1904, Fréderick Lord trouve le méningocoque en culture pure dans le mucus d'un médecin présentant une rhinite purulente.

Lors de l'épidémie qui sévit en 1908, en Haute-Silésie, Weichselbaum et Ghon purent, à côté de nombreux insuccès, arriver à déceler le méningocoque chez trois individus sains. Von Lingelsheim, dans le district minier de Beuthen, en Silésie prussienne, examine 341 personnes ayant été en contact avec des malades, et trouve 24 fois le méningocoque dans le mucus de leur rhino-pharynx, alors que chez des sujets éloignés de tout foyer épidémique les résultats restèrent négatifs. Dans une école, sur 56 enfants examinés, 4, provenant de maisons où avait sévi la méningite cérébro-spinale, furent reconnus porteurs du même germe.

Dans une série de recherches semblables dues à Ostermann, sur 24 sujets appartenant à six familles contaminées, 17 hébergeaient le méningocoque dans leur rhino-pharynx.

Dans une chambrée, un militaire est atteint de méningite cérébro-spinale : Dieudonné décèle 9 hommes porteurs de méningocoques sur 39 occupants.

Dans un bataillon de 482 hommes parmi lesquels il n'y eut qu'un seul cas de méningite, Bochalli trouve 42 porteurs de germes, et parmi les 16 camarades de chambrée du malade, il en existait 10. Vagedes arrive à des résultats semblables sur les troupes de divers régiments prussiens où la méningite sévissait ; sur 1 703 hommes il décèle 33 porteurs.

Trautmann, sur 227 personnes appartenant à 68 familles ayant fourni 95 malades, trouve 22 porteurs de germes.

Ces constatations furent le point de départ d'une foule de recherches semblables, faites en France, en Amérique. en

Angleterre, etc. ; elles aboutirent à des conclusions identiques : le méningocoque qui se trouve dans le rhino-pharynx des malades atteints de méningite cérébro-spinale se rencontre aussi avec une fréquence variable dans le rhino-pharynx des sujets sains.

LA PRÉSENCE DU MÉNINGOCOQUE CHEZ LES PORTEURS DE GERMES EST LIÉE A L'EXISTENCE D'UNE RHINO-PHARYNGITE MÉNINGOCOCCIQUE. — Les recherches d'Ostermann, effectuées à l'instigation de Flügge, démontrèrent que les sujets soi-disant sains, dans le mucus naso-pharyngé desquels le méningocoque pouvait être décelé, étaient en réalité porteurs d'un catarrhe du rhino-pharynx, se révélant par l'existence d'un coryza à allure banale. La présence du méningocoque chez un individu paraissant en bonne santé et indemne de méningite est donc liée à l'existence non douteuse d'une rhino-pharyngite méningococcique, actuelle ou antérieure, qui évolue seule, indépendamment de tout incident méningé, ou qui peut être suivie de méningite à plus ou moins longue échéance. Chez ces sujets, toute l'infection méningococcique se cantonne au niveau du rhino-pharynx, et se résume en la seule participation de ce dernier à l'inflammation spécifique.

PERSISTANCE DU MÉNINGOCOQUE DANS LE RHINO-PHARYNX DES PORTEURS DE GERMES. — La persistance du méningocoque chez les porteurs de germes est assez variable suivant les sujets. Chez certains de ces derniers, cette durée est très passagère, chez d'autres au contraire, elle est longue et se prolonge jusqu'à plusieurs semaines, parfois plusieurs mois.

Sur 29 porteurs sains, Bochalli avait noté que :

    Chez 9 le germe avait disparu en 7 jours.
     — 12   —   —   14 —
     —   6   —   —   3 semaines.
     —   2   —   —   4   —

D'une façon générale et en moyenne, Von Lingelsheim estime, d'après ses recherches, que le méningocoque persiste quinze à vingt jours. Bruns et Hohn ont obtenu les résultats suivants : Sur 81 sujets :

28 ont gardé le méningocoque pendant 18 jours.

18	—	—	2 semaines.
13	—	—	3 —
10	—	—	4 —
4	—	—	5 —
3	—	—	6 —
3	—	—	7 —
1	—	—	8 —
1	—	—	11 —

Sur 133 porteurs, soumis cependant à des inhalations iodées, Roussel et Malard ont constaté que :

Chez 92 il persista de	1 à 10 jours.	Chez 8 il persista de	40 à 50 jours.
— 12 —	10 à 20 —	— 5 —	50 à 60 —
— 6 —	20 à 30 —	— 1 —	70 à 80 —
— 5 —	30 à 40 —	— 4 —	80 à 90 —

Les recherches que j'ai pratiquées pendant quatre ans environ en divers milieux épidémiques de la population civile et militaire, sur 1 268 porteurs de germes m'ont fourni la statistique qui suit :

NOMBRE DE PORTEURS.	PERSISTANCE DU MÉNINGOCOQUE.	POURCENTAGE.
		p. 100.
649	1 semaine.	51,18
352	2 —	27,76
92	3 —	7,25
52	4 —	4,27
38	5 —	2,90
36	6 —	2,83
11	7 —	0,86
14	8 —	1,10
8	9 —	0,63
9	10 —	0,78
3	16 —	0,23
1	19 —	0,078
1	24 —	0,078
1268		

Les chiffres contenus dans ce tableau sont de nature à montrer que, dans la grande majorité des cas, le méningocoque des porteurs de germes disparaît en une quinzaine de jours.

Ils se trouvent être en concordance presque absolue avec ceux qui ont fixé la date moyenne de disparition du même germe du rhino-pharynx des méningitiques. Cette concordance est d'ailleurs en relation évidente avec la lésion identique que l'on retrouve chez les malades et les porteurs de germes : la rhino-pharyngite est produite dans les deux cas par le même germe pathogène.

Fréquence des porteurs de germes. — Le *nombre* des porteurs de méningocoques observés au cours d'une épidémie est variable. Les chiffres fournis par les divers bactériologistes sont assez différents :

```
Von Lingelsheim trouve..............    5,4 p. 100.
Ostermann.........................   70     —
Dieudonné ........................   10     —
Bochalli..........................    8,6   —
Trautmann ........................    9,2   —
Herford ..........................   25     —
Bruns et Hohn ....................   22,5   —
```

Mêmes différences d'appréciation quand on compare le nombre des porteurs à celui des malades.

Von Lingelsheim, Ostermann estiment qu'il existe, suivant les circonstances, 2, 3 à 4 porteurs pour un malade. Bochall en a décelé 42 pour un malade, Bruns et Hohn déclarent qu'il existe 10 à 20 fois plus de porteurs de méningocoques que de méningitiques. Pflügge arrive à des chiffres analogue (V. Netter, p. 35).

Ces divergences s'expliquent par les différences des conditions de milieu et de temps dans lesquelles les prélèvements ont été pratiqués.

Répartition des porteurs de germes dans un foyer épidémique. — Les porteurs de germes se répartissent de façon variable suivant qu'on examine l'entourage immédiat ou des malades, ou l'entourage plus ou moins éloigné.

a. Le plus grand nombre des porteurs s'observe *dans l'entourage immédiat* des malades atteints de méningite cérébro-spinale.

Dans le bataillon examiné par Bochalli (voir plus haut), sur 42 porteurs de germes, 10 provenaient de la chambrée à laquelle appartenait le malade et qui abritait 16 hommes, soit 62,5 p. 100 ; les 32 autres étaient disséminés dans la compagnie du malade et les autres.

Au 6e régiment de dragons à Évreux, pendant l'épidémie de 1909, c'était au voisinage immédiat des malades qu'on trouvait le chiffre le plus élevé de porteurs. Sur 372 hommes examinés, 12 sur 32 voisins de lit des malades étaient porteurs de méningocoques, soit 38 p. 100 ; 62 hommes sur 340 appartenant aux chambrées atteintes donnaient des proportions de 17,6 p. 100. Les recherches effectuées en d'autres épidémies ont permis de faire les mêmes remarques.

C'est ce qui résulte encore de l'enquête de Roussel et Malard sur plusieurs régiments du 10e corps d'armée :

Voisins de lits immédiats des malades, 18,24 p. 100.
Soldats de la chambrée des malades, 13 p. 100.
Soldats n'appartenant pas aux chambrées où se sont produits les cas de méningite, 7,71 p. 100.
Personnel hospitalier, 17,14 p. 100.

Dans les familles, on observe les mêmes particularités : sur 587 examens pratiqués dans les familles de mineurs de Westphalie, Bruns et Hohn ont trouvé le nombre assez élevé de 217 porteurs, soit 36,96 p. 100.

Il est vrai qu'à cet égard, on constate parfois des différences appréciables suivant les familles observées. Ainsi, au cours de l'épidémie d'Hambourg en 1907, Trautmann remarqua qu'en certaines familles, où cependant des cas de méningite étaient déclarés, il n'existait aucun porteur de germes, alors qu'en d'autres, tous leurs membres hébergeaient dans leur rhino-pharynx le germe spécifique. En d'autres encore le nombre des porteurs oscillait entre 20 et 75 p. 100.

Ces faits peuvent s'expliquer par les différences du milieu social où l'on opère et les conditions hygiéniques dans lesquelles la vie en commun s'effectue.

Pendant la guerre, dans des garnisons de l'intérieur, Bezançon a décelé un plus grand nombre de porteurs chez les troupes occupant un petit baraquement, où les hommes vivaient dans une promiscuité très étroite, que chez ceux qui habitaient de vastes chambrées.

Netter et Debré ont bien mis en évidence cette influence en comparant la proportion des porteurs de germes dans les familles aisées et les familles pauvres, dont les membres vivent dans des locaux resserrés où les chambres exiguës abritent la plupart d'entre eux. C'est ainsi que sur 15 examens dans des familles riches, ils ne trouvent que 2 porteurs, soit 15,38 p. 100, et sur 51 examens dans les familles pauvres, ils décèlent 16 porteurs, soit 31,39 p. 100 (1).

Dans les familles il y a lieu de signaler une particularité qu'on n'a observée encore, il est vrai, que dans les pays de mines : Bruns et Hohn en Westphalie, Eijkel dans les régions minières des Pays-Bas, ont remarqué que dans les familles de mineurs, le père était beaucoup plus fréquemment porteur de germes que son entourage familial. La promiscuité étroite dans laquelle se passe l'existence au fond de la mine en est peut-être la cause. Il est évident que dans ces conditions, le père devient l'agent essentiel de la diffusion du méningocoque.

b. Les porteurs de germes peuvent se rencontrer *en dehors de l'entourage immédiat des malades.* Leur nombre varie suivant les relations qu'ils ont avec les malades ou l'entourage immédiat de ces derniers. Il varie aussi suivant la densité de la population et les occupations auxquelles elle est astreinte ; en certains cas, leur limite d'extension est très

---

(1) Les différences constatées peuvent dépendre encore de la période à laquelle l'examen a été pratiqué : Netter et Debré ont examiné ainsi l'entourage des malades dans les 3 semaines qui suivaient l'éclosion des cas de méningite et après ces 4 semaines ; ils ont relevé les différences suivantes :

Dans les trois premières semaines : sur 48 personnes examinées : 15 porteurs = 31,25 p. 100.

Après trois semaines : sur 18 personnes examinées 0 porteur = 0 p. 100.

restreinte, en d'autres au contraire, comme dans les pays miniers (Silésie, Westphalie), ils peuvent être décelés, du moins en période épidémique, sur une assez grande étendue (Bruns et Hohn).

c. Dans les milieux soustraits aux foyers épidémiques, il n'existe pas de porteurs de méningocoques. C'est ce qui résulte de nombreuses observations (Travaux de Flügge, Boldman, Goodwin, Droba el Kucera, etc.).

FRÉQUENCE DES PORTEURS DE GERMES SUIVANT LA PHASE ET L'INTENSITÉ DE L'ÉPIDÉMIE ET LES SAISONS. — Bruns et Hohn, au cours de l'épidémie de Westphalie en 1907, ont relevé mois par mois, et comparativement, le nombre des porteurs de germes et celui des malades atteints de méningite cérébro-spinale. Leurs constatations figurent dans les tableaux suivants :

Dans le district minier de Gelsenkirchen, il avait été constaté :

En mars	148 malades dont	16 suspects.
avril	278 —	14 —
mai	327 —	25 —
juin	188 —	0 —
juillet	146 —	1 —
août	68 —	24 —

Sur 3 154 sujets bien portants examinés pendant cette période épidémique, 425 furent déclarés porteurs de germes, qui se répartirent ainsi :

Mars	120 examens dont	37 positifs	30,1 p. 100
Avril	641 —	152 —	23,7 —
Mai	730 —	113 —	15,5 —
Juin	644 —	88 —	12,1 —
Juillet	616 —	53 —	8,6 —
Août	403 —	22 —	5,5 —

Ces résultats démontrent nettement que la fréquence de la rhino-pharyngite est influencée par les saisons comme la méningite elle-même ; ils prouvent en outre que le nombre des porteurs de germes atteint son maximum lors de la période la plus active de l'épidémie, et qu'il diminue avec le nombre des atteintes méningées, quand l'épidémie arrive à la phase de déclin.

Les recherches de Bruns montrent en outre qu'une élévation du pourcentage des porteurs de germes précède habituellement l'élévation du nombre des cas de méningite. Cette constatation est confirmée par les résultats enregistrés lors de l'épidémie des Pays-Pas en 1915 : Eijkel montre qu'en mars la proportion des porteurs de germes atteignit 19 p. 100, et en avril : 3,7 p. 100. Or, le plus grand nombre d'atteintes méningées fut observé en avril.

Cette particularité se trouve réalisée sous un autre aspect infiniment plus démonstratif dans le fait signalé par Selter à Bonn, au 8e régiment de hussards ; l'éclosion de l'épidémie de méningite fut précédée par une série de porteurs de germes ayant pris naissance à la suite de l'arrivée d'un convalescent de méningite cérébro-spinale.

Ces constatations sont confirmées par celles qui ont été faites lors de l'épidémie d'Évreux et rapportées par M. Rouget ; on a observé en effet que dans les escadrons atteints, plus le nombre des méningitiques était grand, plus celui des porteurs de méningocoques était élevé. Ainsi :

4e escadron	8 cas de méningite	20 porteurs.
1er —	5 — —	13 —
3e —	2 — —	11 —
2e —	2 — —	11 —
5e —	1 — — .	5 —

De tous ces faits, il ressort que :

1º Les porteurs de germes préexistent à l'épidémie.

2º Leur nombre s'élève au fur et à mesure que l'épidémie de méningite s'accroît ; il atteint son maximum lors de l'acmé de cette dernière ; il diminue quand elle est sur son déclin.

De plus, la proportion des porteurs de germes est d'autant plus élevée que l'épidémie présente un caractère plus extensif. Très fréquents dans les épidémies denses, ils sont rares quand les atteintes de méningite restent clairsemées, à plus forte raison quand il s'agit d'atteintes sporadiques.

Il est dès lors permis d'en inférer que, dans une épidémie de méningite cérébro-spinale, le nombre relatif des porteurs constaté à une phase quelconque traduit l'intensité de l'infection ambiante. Et l'on peut être autorisé à juger de cette dernière en déterminant un véritable index épidémique qui, s'il s'élève, indique l'accroissement possible de l'épidémie, s'il décroît, peut faire présager son déclin, et s'il se réduit à néant sa cessation prochaine (Rouget).

Orticoni et Bouclier estiment que si le nombre des porteurs dépasse 5 p. 100, ce pourcentage peut être considéré comme un équivalent épidémique.

3º En raison de la préexistence de la rhino-pharyngite aux atteintes méningées, du parallélisme entre la courbe évolutive de la rhino-pharyngite et de la méningite, on peut se demander si la rhino-pharyngite qui constitue la première étape de la méningite n'absorberait pas seule toute l'épidémiologie de cette affection, qui ne se manifesterait en réalité qu'à titre de complication éventuelle. C'est ce que le chapitre de la contagion permettra de discuter, quand le rôle de propagation joué par les porteurs de germes sera envisagé.

Pénétration du méningocoque dans l'organisme par le rhino-pharynx. — Il n'est pas douteux que le méningocoque pénètre par le rhino-pharynx. Les preuves en sont les suivantes :

1º Preuves cliniques. — Un bon nombre de malades atteints de méningite présentent du coryza, accompagné ou non d'angine ou d'amygdalite. Ces phénomènes sont antérieurs aux symptômes méningés, qu'ils précèdent de vingt-quatre heures à plusieurs jours. Ce coryza peut être si léger qu'il passe inaperçu, mais en d'autres circonstances, il est intense, le jetage nasal est purulent et ne peut qu'attirer l'attention.

2º Preuves anatomo-pathologiques. — Ce coryza est lié à l'existence d'une rhino-pharyngite indubitable que l'on peut constater sur le vivant à l'aide de l'examen rhino-scopique, et sur le cadavre lors de l'autopsie. D'après les descriptions qui en ont été faites, la muqueuse rhino-pharyngée est tuméfiée, rouge et recouverte de mucus plus ou moins abondant, riche en méningocoques ; l'inflammation dont elle est le siège pourrait assurément être considérée comme contemporaine des troubles méningés, mais l'observation favorable de certains cas montre qu'elle leur est antérieure dans plusieurs cas foudroyants, terminés par la mort quelques heures après le début des premiers symptômes, Westenhöffer a constaté des lésions très accentuées du rhino-pharynx et de l'amygdale pharyngée, alors que les altérations des méninges étaient encore à peine accusées.

3º PREUVES BACTÉRIOLOGIQUES. — La mise en pratique de la prophylaxie destinée à pratiquer l'isolement des porteurs de germes m'a conduit à observer de ces cas de rhino-pharyngite initiale, où le méningocoque était décelé vingt-quatre, quarante-huit heures et même plusieurs jours avant que les premiers symptômes de méningite ne se déclarent.

Malgré l'évidence de ces faits, leur portée a été contestée.

Frappé de l'hypertrophie et de l'état congestif présentés par les plaques de Peyer, à l'autopsie d'enfants morts de méningite cérébro-spinale, Radmann (1) a pensé que l'intestin était le lieu de pénétration du méningocoque, d'où il pourrait ensuite envahir l'organisme et se localiser au niveau des méninges. Cette opinion ne peut être admise ; l'hypertrophie des plaques de Peyer est loin d'être constante, surtout chez l'adulte. On la rencontre d'ailleurs en de nombreuses maladies infectieuses où elles ne traduisent qu'une réaction du système lymphatique intestinal, sans avoir la signification d'une porte d'entrée intestinale. D'ailleurs Netter et Debré font observer avec juste raison que, dans l'infection expérimentale du singe par la voie rachidienne, on observe les mêmes altérations des plaques de Peyer.

(1) RADMANN, *Deutsche med. Wochenschrift*, 1907.

L'intestin n'est donc pas le lieu de pénétration du méningo-coque.

D'un autre côté, Göppert estime que le larynx, la trachée, les bronches peuvent servir de portes d'entrée au germe spécifique, car les autopsies montrent assez souvent une hyperémie de la muqueuse de ces organes. Il est difficile de souscrire à cette opinion : ces lésions, de même que les pneumonies ou bronchopneumonies (Westenhöffer) qu'on observe de temps à autre, surviennent tardivement et sont secondaires, et les rares cas où on les rencontre sur les sujets ayant succombé dans les premiers jours de la maladie ne démontrent pas nécessairement que la pénétration s'est effectuée par cette voie. Rien ne prouve en tout cas que ces altérations, si précoces soient-elles, ne sont pas concomitantes des altérations pharyngées ou ne leur sont pas secondaires.

Il en résulte que le rhino-pharynx est la porte d'entrée du méningocoque, qui y détermine les lésions décrites au niveau de la muqueuse et des formations lymphatiques entrant dans la constitution de l'anneau de Waldeyer. Il y végète et pullule. On a vu qu'il pouvait s'y cantonner et ne pas franchir cette première étape (rhino-pharyngite des porteurs de germes); mais en d'autres circonstances, et à la faveur d'un fléchissement de la résistance organique, il envahit l'organisme pour y déterminer les lésions connues de la méningite.

Contagiosité de la méningite cérébro-spinale.

Épidémique, la méningite cérébro-spinale est transmissible.

Cette question de la transmissibilité de la méningite cérébro-spinale a subi des vicissitudes diverses ; le pouvoir contagieux, en effet, lui a été tour à tour attribué, puis refusé. Toutefois, la discussion n'est pas encore close aujourd'hui ; à côté des contagionistes, certains auteurs, imbus du principe de la genèse autochtone des maladies épidémiques, continuent de lui dénier ce caractère.

Preuves de la contagiosité. — Et cependant les

preuves abondent, qui se déduisent naturellement de tout un faisceau de faits concordants. Ces preuves, on les trouve dans le mode d'évolution épidémique générale de l'affection, la marche des épidémies observées dans une localité, son importation dans des localités indemnes par des sujets malades ou provenant de régions où règne la maladie, etc... autant de faits sur lesquels l'attention doit être particulièrement attirée.

1º ÉVOLUTION GÉNÉRALE DES ÉPIDÉMIES. — Quand on étudie l'évolution générale des expansions épidémiques de la méningite on remarque que, malgré la marche capricieuse qui la caractérise, ses caprices ne sont pas toujours l'effet du hasard et la filiation des divers épisodes, si distants soient-ils les uns des autres, n'est pas impossible à établir.

En France, l'épidémie de 1837 semble avoir débuté dans deux foyers distincts : la première à Bayonne d'une part ; la deuxième à Foix et Narbonne.

De Bayonne et des Landes, elle passe successivement à Bordeaux, La Rochelle, Rochefort (1837-1838) et d'un bond, on la voit apparaître à Versailles, en février 1839, puis en novembre de la même année, à Metz.

De Versailles, elle envoie des irradiations à Saint-Cloud, Rambouillet, en Touraine, puis dans les régions du nord et de l'ouest de la France.

De Metz, les irradiations la portent en Lorraine, puis en Alsace où elle fait une apparition en 1840.

Si irrégulière que paraisse l'allure de ces foyers épidémiques qui semblent s'être succédés sans ordre, on peut affirmer que les déplacements militaires commandés par les craintes de guerre à cette époque, ont, sinon toujours, du moins dans la majorité des cas, servi de véhicule au transport de la méningite d'un point à un autre. Ainsi, le 18e de ligne, atteint à Bayonne, passe successivement à Rochefort, puis à Versailles ; c'est avec lui que l'affection s'introduit dans ces deux villes restées indemnes avant son arrivée. A Strasbourg, elle apparaît après l'arrivée dans cette garnison du 7ᵉ de ligne qui avait perdu 4 hommes de méningite pendant sa route. Le 29ᵉ de ligne, atteint pendant cette épidémie, quitte Strasbourg pour occuper Schlestadt ; la méningite s'y déclare, se propageant à la population civile. Les atteintes qui prirent naissance en Alsace à Bouxwiller, Ilkirch, Wissembourg, Wasselone, Haguenau, etc., reconnaissent la même origine.

Le rôle des déplacements des corps de troupe dans l'apparition de ces divers foyers et les étapes successives que la méningite a suivies n'est donc pas discutable.

Sans qu'il soit possible d'apercevoir le lien qui a pu unir le premier foyer de Bayonne à celui de Foix et Narbonne, ce dernier a été le point de départ de foyers ultérieurs qui se sont manifestés en Provence, à Toulon, Montpellier, Avignon, Nîmes, Perpignan, Aiguesmortes, pour remonter ensuite jusqu'à Grenoble et Montbrison.

Or, à cette époque, le Midi était sillonné par des détachements militaires s'acheminant vers le littoral pour constituer des renforts à destination de l'Algérie. Certains épisodes montrent, en effet, dans une localité, la méningite apparaissant après l'arrivée de régiments contaminés. C'est ainsi que le 62ᵉ d'infanterie l'importe de Pont-Saint-Esprit à Marseille et de France en Algérie ; en décembre 1837, en effet, la méningite éclate à Constantine, où venaient d'arriver le 26ᵉ d'infanterie et le 62ᵉ d'infanterie, partis de Perpignan et de Montpellier où régnait la maladie.

Ces faits semblent bien démontrer que l'éclosion de la méningite dans ces localités s'est effectuée à la faveur des déplacements humains. D'ailleurs, à cette même époque, comme Boudin l'a justement fait ressortir, la région du Plateau Central a été épargnée au milieu de la tourmente, sans doute en raison de la rareté des garnisons et de leur éloignement des grandes voies de communication.

Si une nouvelle preuve était nécessaire, nous pourrions rappeler avec L. Colin, qu'en Suède la méningite a progressé du Sud au Nord pendant six ans, reprenant naissance chaque hiver dans les localités où elle s'était éteinte durant l'été précédent.

Enfin le mode général d'extension, qu'a revêtu l'épidémie allemande de 1905, parle encore nettement en faveur de la transmissibilité.

Elle a débuté, a-t-il été dit plus haut, dans la régence d'Oppeln ; de là, elle s'est étendue aux régences de Breslau et de Liegnitz, et dans chacune d'elles les districts ont été éprouvés les uns après les autres. De là les foyers en évolution poussèrent des irradiations :

1º Vers le Sud où l'on vit l'affection éclater en Silésie autrichienne ;

2º En Russie, où la Pologne russe paya un tribut assez important (foyers de Lodz-Sosnovice, etc.) ;

3º Au nord-ouest de l'empire d'Allemagne, où le Brunswick, le Hanovre, la Westphalie et les Provinces Rhénanes furent atteintes. D'après Flatten, la méningite prit naissance dans le personnel ouvrier des mines de Westphalie à la suite de l'arrivée dans cette région de mineurs provenant du district minier de la régence d'Oppeln.

Chacun de ces foyers épidémiques devint à son tour un centre d'irradiations secondaires, dont l'une, partie du Hanovre, s'en fut atteindre le Mecklembourg-Schwerin et le Schleswig-Holstein.

Cette évolution et cette marche progressive envahissant pas à pas territoire par territoire, en faisant « tache d'huile », n'est concevable que par la contagion s'établissant de proche en proche.

Les rapports commerciaux existant entre deux nations voisines interviennent d'ailleurs d'une façon très effective dans la propagation de la méningite de l'une à l'autre.

C'est ce qui s'est passé en 1915 pour les Pays-Bas, où cette infection était jusqu'alors assez rare. En 1915, en effet, en raison du blocus de la mer effectué par la flotte anglaise, les relations ont été plus nombreuses que durant les années précédentes avec l'Allemagne, où la méningite a été très fréquente. Eijkel a constaté nettement que dans les régions où le trafic entre les deux peuples a été intense, comme à Rotterdam, les atteintes ont été nombreuses ; là où l'activité a été moins grande, les cas ont été beaucoup plus rares. De même les provinces de Gueldre et Over-Yssel qui avaient des rapports étroits avec les districts allemands ont été très éprouvées ; au contraire, les provinces de Drenthe et de Groningue qui se trouvaient en relations plus éloignées avec les districts prussiens, ont été infiniment moins atteintes.

Voilà donc encore de nouveaux arguments en faveur de la contagion.

2° Evolution des épidémies considérées dans une localité. — Quand il est possible de suivre l'évolution et la propagation de l'affection, dans les cas par exemple où elle se localise dans un quartier de ville, une école, une caserne, une prison, on observe que dans les groupes atteints, l'éclosion des cas n'est pas simultanée, mais qu'elle s'opère successivement, les atteintes se succédant comme si la maladie était transmise d'une personne à une autre.

D'ailleurs, cette extension progressive et successive, qui s'opère de proche en proche, est habituellement lente à se produire. L'exemple de l'épidémie de Strasbourg (1840-41), déjà cité, est significatif à cet égard.

Les exemples semblables sont communs dans l'histoire de la méningite cérébro-spinale.

D'autre part, dans son extension, la méningite frappe les personnes qui ont des rapports avec les groupes atteints ou fréquentant les mêmes lieux.

Vieusseux avait rapporté que pendant l'épidémie de Genève, en 1805, la méningite s'était propagée de maison à maison.

A Rochefort, en décembre 1838, la méningite cérébro-spinale apparaît chez les forçats du bagne, puis chez 13 gardiens. Elle reste cantonnée dans cet établissement durant les premiers jours de janvier 1839. A cette époque, elle atteint les ouvriers travaillant à l'arsenal, dans son voisinage immédiat ; le 9 janvier, la femme d'un gardien tombe malade à son tour, et l'affection se répand dans la population civile.

Lors de l'épidémie de Strasbourg, Tourdes avait observé, à l'arsenal, plusieurs cas de méningite cérébro-spinale chez des ouvriers travaillant ensemble ; la maladie se propagea bientôt dans les rues voisines du bâtiment. Plusieurs personnes ayant des relations avec eux furent atteintes ; ces nouveaux cas donnèrent secondairement naissance à une série d'autres qui en dérivaient directement.

A Schlestadt, le 29e de ligne arrive de Strasbourg, le 21 janvier 1841, avec la méningite ; le même jour, il envoie à l'hôpital un malade qui venait d'être atteint. Le 29, dans la population civile, apparaît le premier cas chez l'enfant d'un cabaretier habitant près de la caserne, et dont la maison est uniquement fréquentée par les hommes du 29e.

Le 6 février, 2 nouveaux cas se déclarent chez les deux filles du boucher qui fournit la viande à la troupe. Puis la maladie se propage petit à petit à tout le quartier, et donne une trentaine de cas dans l'espace de trois semaines. Les habitants de l'intérieur de la ville et des quartiers autres que celui de la caserne furent épargnés.

Netter et Debré citent ce cas, signalé par Richter en 1886 :

Régina B... vient en visite le 17 octobre dans une famille où deux enfants ont la méningite. Elle y passe la journée, vient ensuite habiter chez son oncle et présente, le 21 octobre, les premiers signes de la maladie.

Le 8 novembre, en pleine convalescence, elle reçoit la visite d'un jeune homme. Le 10 novembre, ce jeune homme présente les premiers signes d'une méningite atténuée. Il peut retourner à son bureau le 15. Le 19 novembre, son voisin de bureau a la méningite.

Certains épisodes de l'épidémie d'Évreux, en 1909, fournissent dans le même ordre d'idées un argument de haute valeur en faveur de la transmissibilité. La méningite sévissait au 6e régiment de dragons, la population civile ne présenta que quelques atteintes dont quatre furent en rapport évident avec l'épidémie militaire. L'une concerna la femme d'un dragon marié qui avait contracté la méningite ; une deuxième fut celle d'une jeune fille en relations très fréquentes avec les dragons, et qui, de plus, s'était trouvée plusieurs fois en contact avec un réserviste, son beau-frère, mort de méningite ; une troisième fut celle d'un jeune homme habitué d'un café que fréquentaient les dragons ; enfin la quatrième malade était la tenancière d'un café dont les cavaliers constituaient la clientèle ordinaire.

Cette épidémie d'Évreux ne se borna pas à ces atteintes extérieures au quartier de cavalerie ; lors de la discussion sur le rôle des porteurs de germes, on verra que des réservistes ayant vécu au milieu du foyer épidémique, mais sans contracter l'affection, l'ont importée lors de leur licenciement dans leurs familles.

Citons encore l'épidémie d'école observée par Netter, à la Plaine Saint-Denis, près de Paris : du 4 février au 4 mars, 10 cas de méningite éclatèrent dans plusieurs maisons situées aux environs du pont de Soissons. Sur ces 10 malades, 6 fréquentaient une école communale voisine ; deux autres jouaient habituellement avec trois enfants qui se rendaient chaque jour à cette même école. Nul doute que cet établissement n'ait joué un rôle important dans la diffusion du mal, et n'ait constitué le foyer auprès duquel les enfants vinrent s'infecter pour propager l'affection aux alentours.

Dans les districts miniers de Silésie, de Westphalie et, d'une façon générale, dans nombre d'épidémies, des épisodes analogues furent fréquents ; ils plaident hautement, comme les précédents, en faveur de la contagiosité de la méningite cérébro-spinale. Une affection qui se diffuse ainsi, et où le rôle du contact interhumain n'est pas douteux, ne peut être que transmissible.

3° IMPORTATION. — Les faits d'importation en des milieux restés jusque-là indemnes parlent dans un sens identique.

On a vu plus haut qu'au cours de la marche progressivement envahissante de la méningite en France (1837), l'infection est apparue dans les localités atteintes à la suite de l'arrivée de régiments contaminés.

Les épisodes particuliers qui ont été cités le prouvent encore surabondamment :

L'éclosion de l'épidémie qui a sévi en Italie de 1839 à 1845 en est encore un exemple démonstratif. Les premiers cas apparurent à Ancône qui, depuis 1832, était occupée par deux régiments français (66e d'infanterie et 9e d'artillerie) qui recevaient des contingents français, encore à l'époque de l'épidémie tristement célèbre de 1837-1841. Nul doute que l'importation ne se soit effectuée de cette façon.

La première atteinte de l'Algérie est survenue à la suite de l'importation opérée par les troupes du midi de la France.

En 1864, l'épidémie du Grand-Duché de Bade débuta après l'arrivée de jeunes soldats venant de Kœnigsberg où sévissait la méningite.

Il en fut de même pour l'épidémie de Berlin, en 1864, où l'affection fut importée par un convalescent de méningite du régiment Alexandre qui était contaminé. Dix hommes de sa compagnie furent atteints ; on en observa ultérieurement plusieurs autres cas dans les compagnies voisines.

Un fait identique a été signalé à Bonn par Selter, en 1907, au 3e régiment de hussards.

La garnison autrichienne de Lissa a été atteinte en 1868 à la suite de l'arrivée de matelots venant de Pola où régnait la maladie.

Le premier cas de l'épidémie de Nauplies, en 1869, fut celui d'un malade qui succomba en vingt heures dans une auberge de la ville ; il arrivait de Gythien où la méningite avait déjà fait plusieurs victimes.

A Baccarat, en 1909, la méningite apparut dans la garnison après l'arrivée d'une jeune recrue venant d'une localité du Nord atteinte de méningite.

Les exemples semblables pourraient se multiplier à l'infini. On verra plus loin que l'importation de la méningite cérébro-spinale peut s'effectuer non seulement par les malades et les convalescents, mais aussi par les porteurs de germes dont le rôle a été pleinement démontré dans la diffusion de l'infection, loin du centre épidémique constitué par le foyer d'Évreux.

4° LA MULTIPLICITÉ DES CAS DANS UNE FAMILLE APRÈS L'ATTEINTE DE L'UN DE SES MEMBRES n'est pas très fréquente (Netter et Debré); mais sa production dans un certain nombre d'épisodes présente une grande valeur.

Vieusseux avait déjà signalé le fait lors de l'épidémie de Genève de 1805. Dans une même famille, trois enfants avaient été atteints successivement.

A Rochefort, en 1837, dans une même maison, le père de famille, puis trois enfants et une jeune fille furent frappés en l'espace de neuf jours.

A Aiguesmortes, en 1841, dans une famille composée de dix membres, cinq personnes furent successivement atteintes et succombèrent.

En 1872, lors d'une épidémie qui sévissait à New-York, Sewall observa une famille particulièrement éprouvée où 6 frères et sœurs payèrent leur tribut à la méningite cérébro-spinale en l'espace de six semaines.

Dans l'île de Gozzo (Malte), en 1887, Merciera cita le cas d'une famille de 9 personnes où 7 d'entre elles furent atteintes.

Enfin, mentionnons l'histoire rapportée par Méraud et Denéchau, d'une famille misérable, composée du père, de la mère et de 10 enfants vivant ensemble dans un taudis ne comprenant que 4 lits, et où la mère et 5 enfants furent successivement atteints entre le 22 janvier et le 1er février.

Eijkel signalait, récemment, lors de l'épidémie qui a sévi dans les Pays-Bas, en 1915, plusieurs faits montrant des atteintes multiples dans les familles.

Pour n'être pas fréquents, ces faits n'en sont pas moins importants à retenir, car ils ne peuvent s'expliquer que par la contagion. Ils sont à rapprocher de ceux qu'on observe dans une chambrée régimentaire, où il n'est pas exceptionnel de constater des atteintes dans l'entourage immédiat des premières méningites qui s'y sont déclarées, comme aussi d'ailleurs des porteurs de rhino-pharyngite méningococcique.

5° CAS INTÉRIEURS DANS LES HOPITAUX. — Depuis que l'on pratique l'isolement des malades atteints de méningite cérébro-spinale, les cas intérieurs des hôpitaux sont devenus exceptionnels ; mais autrefois, ils n'étaient pas rares, témoin les faits observés à Versailles en 1839 par Faure-Villar où des hommes, couchés dans une salle abritant des méningitiques, et atteints d'une maladie étrangère à la méningite, contractèrent cette dernière.

Il en fut de même à Metz en 1847, de même à Rochefort en 1838, etc...

6° Enfin les *atteintes fréquentes*, toutes proportions gardées, *qui se produisent chez les personnes soignant les malades*, apportent une nouvelle preuve de la transmissibilité de l'affection.

En nombre d'épidémies (Rochefort, Grenoble, Strasbourg, Metz, Saint-Etienne, Évreux, etc.), on cite les faits de transmission à des médecins, des infirmiers, des sœurs, etc.

Ainsi :

A Strasbourg, en 1841, deux médecins, un élève en médecine, cinq infirmiers furent atteints.

A Avignon, une sœur, une infirmière, une lingère furent frappées.

A l'hôpital de Cologne, dans le service des méningitiques, Leichstenstern signale la transmission de l'affection à une religieuse et à cinq infirmiers. Ceux-ci, qui n'étaient pas sortis en ville depuis longtemps, n'ont pu contracter la méningite qu'au contact des malades : d'ailleurs, dans les salles n'abritant pas de méningitiques, le personnel resta indemne.

Voilà donc un ensemble de faits démontrant qu'on ne peut refuser à la méningite cérébro-spinale le pouvoir de transmissibilité. Comment s'opère cette dernière ?

MODES DE CONTAGION. — La manière dont s'opère la

contagion s'est éclairée du jour où l'on a reconnu que le méningocoque ne siégeait pas uniquement au niveau des méninges, et ne se cantonnait pas dans la cavité cérébro-spinale, milieu clos, fermé à l'émission de l'agent pathogène ; les recherches anatom -cliniques et bactériologiques ont appris qu'avant de coloniser dans les enveloppes cérébrales. le méningocoque cultivait et pullulait dans le rhino-pharynx, où il déterminait une rhino-pharyngite. On conçoit dès lors aisément que de cette cavité ouverte il puisse s'extérioriser et être disséminé dans les milieux extérieurs. Le mucus rhino-pharyngé qui le véhicule, l'entraîne au dehors sous l'influence des secousses d'éternuement. L'action de parler à voix haute, ou à voix basse, ou même le chuchotement contribuent de la même façon à l'extérioriser par les particules liquides coccifères émises par le malade (gouttelettes de Pflügge). Il en est encore ainsi de la toux qui les entraîne.

Bref, c'est par la rhino-pharyngite qui précède, accompagne et suit la méningite cérébro-spinale que cette dernière est douée du pouvoir de contagiosité. Il n'est pas douteux que la rhino-pharyngite, qui se trouve à l'origine des méningites avortées ou même frustes, de même aussi la rhino-pharyngite qui précède les septicémies sans méningites jouent un rôle identique. Netter a montré en effet que dans une famille où la méningite cérébro-spinale s'était manifestée, l'un des enfants atteints avait présenté de la méningite nette, et l'autre une septicémie méningococcique.

Reste à savoir comment s'opère la contagion.

CONTAGION DIRECTE. — La transmission interhumaine est indéniable. Elle s'effectue à la faveur de l'émission par les malades des particules méningococcifères dont il vient d'être question. Les individus sains qui sont en contact avec les malades puisent dans l'entourage immédiat de ces derniers les germes qui s'en émanent et vont contaminer leur visage, leurs mains. La contamination s'effectue évidemment par les premières voies respiratoires qui permettent au méningocoque de s'implanter dans la cavité rhino-pharyngée.

Cette contagion interhumaine, sans intermédiaire, est considérée actuellement, et à juste titre, comme la plus fréquente et comme le mode habituel de propagation.

CONTAGION INDIRECTE. — A une époque encore peu éloignée de la nôtre, on estimait que la contagion devait s'opérer facilement par la souillure spécifique du linge, des vêtements, des objets à usage, comme pour d'autres maladies infectieuses. Or, les expériences de laboratoire représentent le méningocoque comme un organisme extrêmement fragile, et très peu résistant dans les milieux de culture. D'après Bettencourt et França, Flügge, von Lingelsheim et d'autres, sa survie n'excède pas dix à douze heures quand il est déposé sur des objets usuels à la température de la chambre. Il est, en effet extrêmement sensible à la dessiccation. De même, la lumière solaire a rapidement raison de sa vitalité : deux heures d'après Bettencourt et França, quatre à six heures, d'après von Lingelsheim, huit à douze heures d'après Kutscher; la lumière diffuse le laisserait survivre davantage.

Ces résultats de laboratoire ne peuvent cependant être considérés comme le reflet fidèle de ce qui se passe dans la nature ; englobé dans du pus, des crachats dont la gangue albuminoïde lui constitue une enveloppe protectrice, le méningocoque peut rester à l'état vivant pendant vingt-quatre heures à quarante-huit heures ; il en est de même quand il est contenu dans du mucus rhino-pharyngé.

Cette survie est de courte durée, mais elle permet néanmoins, pendant ce délai, un certain degré de transmission. C'est ainsi que le linge, notamment les mouchoirs, la literie, les vêtements sont capables, dans une certaine mesure, de devenir des agents de propagation.

Telle l'histoire de ce malade qui, revenant de permission, couche dans le lit, qui n'avait pas été refait, d'un de ses camarades évacué le matin même pour méningite cérébro-spinale, et qui, en dehors de tout contact direct avec des méningitiques, présentait deux jours après les premiers symptômes de l'affection ; sur l'oreiller, on constata les signes évidents de la souillure par du mucus nasal qui s'était écoulé pendant le sommeil. A la vérité, ces faits sont rares, et il faut que la souillure soit de date très récente pour pouvoir opérer son rôle contagionnant. Les locaux ne paraissent jouer aucun rôle dans la dissémination ni même dans la conservation du virus. Bref, le danger du contact indirect est incomparablement moindre que celui du contact direct, et, dans l'immense majorité des cas, c'est la contagion interhumaine qui doit être incriminée dans l'extension de la méningite cérébro-spinale.

Rôle des porteurs de germes. — Les porteurs de germes jouent un rôle important non seulement dans la transmission de la méningite cérébro-spinale, mais encore, à un point de vue beaucoup plus général, dans l'épidémiologie de cette affection.

1º ROLE DE TRANSMISSION. — On peut concevoir, *a priori*, que la rhino-pharyngite méningococcique, dont sont atteints les porteurs de germes, peut disséminer l'agent du contage au même titre que la rhino-pharyngite qui précède une méningite ou l'accompagne. Ce que cette dernière peut faire, il semble que la première puisse le réaliser d'une façon identique.

C'est ce que démontre l'observation de certains faits, où l'éclosion de foyers de méningite cérébro-spinale s'est déclarée à la suite de l'arrivée, dans un milieu jusque-là indemne, d'un simple porteur de germes.

A cet égard, les observations rapportées par M. Vaillard à l'Académie de médecine ne peuvent qu'entraîner la conviction :

Lors de l'épidémie d'Évreux, qui a sévi en 1909 au 6ᵉ dragons, ce régiment comprenait des hommes de l'armée active et un certain nombre de réservistes convoqués pour accomplir une période d'instruction. La méningite éclate dans ce milieu ; les atteintes se succèdent assez rapidement ; pour soustraire le plus possible les réservistes aux méfaits du mal, et préserver aussi leurs familles, on prononce leur licenciement.

De retour dans leurs foyers, quelques-uns contractent la méningite dont ils avaient puisé le germe spécifique à Évreux même, et contaminent certains membres de leurs familles ; d'autres rentrent chez eux, restent complètement indemnes de méningite, mais la maladie n'en éclate pas moins dans leur entourage immédiat, témoin les exemples suivants :

1° Le réserviste S..., appartenant à l'escadron qui fut ultérieurement le plus éprouvé, y séjourne du 5 au 16 février. A cette date il est libéré. Le même jour il rentre dans sa famille à Courvaudon (Calvados), et s'alite le 16 et le 17 pour une angine avec fièvre.

Le 22 février, sa jeune domestique, âgée de quatorze ans, est prise de méningite et meurt le 24. Une jeune bonne du voisinage (quinze ans) qui fréquente la maison est atteinte le 2 mars et guérit. Mme S..., femme du réserviste, âgée de vingt ans, présente le 3 mars au matin, de la céphalée avec vomissements, raideur de la nuque, éruption confluente de pétéchies, et meurt le même jour à 11 heures du soir. Enfin un valet de la ferme, âgé de quinze ans, tombe malade le même jour 3 mars, avec tous les symptômes de la méningite cérébro-spinale et finit par guérir. Au total, 4 cas et 2 décès, du 22 février au 3 mars (Rapport de M. Vigot, médecin des épidémies).

Le réserviste resté indemne au milieu de ce désastre, et porteur uniquement d'une angine accompagnée de fièvre, est examiné ; ses mucosités naso-pharyngées renfermaient le méningocoque en abondance. Cette constatation est de nature à expliquer la contagion qu'il avait semée autour de lui.

2° Le réserviste R..., licencié le 15 février, reprend dès le lendemain ses occupations de valet de ferme de M. D..., à Sainte-Marie-Laumont dans le Calvados. Le 21 février, se trouvant indisposé, il se rend au domicile de son frère R... Abel, marié, père de cinq enfants, et s'y repose pendant cinq jours ; durant cette courte période, il couche dans l'unique pièce occupée par toute la famille.

Le 28 février, c'est-à-dire deux jours après le départ de ce réserviste, la femme R... Abel et un de ses enfants âgé de neuf ans sont simultanément pris de méningite ; un parent vient plusieurs fois les visiter, il contracte aussi la maladie ; tous trois guérissent.

Le 26 février, le réserviste R... avait repris son service à la ferme de M. D... Le 3 mars, Odette D..., âgée de quinze mois, est atteinte de méningite cérébro-spinale et meurt le 14. Le 10 mars, sa mère Mme D... est prise à son tour et succombe comme sa fille, le 14 mars (Rapport du Dr Vigot, médecin des épidémies).

Donc le même réserviste séjourne peu de temps dans deux familles différentes ; en l'une et l'autre, il répand la méningite et provoque 5 cas successifs. Ses mucosités naso-pharyngées renfermaient du méningocoque.

3° Une enfant de quatre ans, fille d'un brigadier maréchal du 6e dragons, à Évreux, est prise le 1er mars de méningite cérébro-spinale au cours d'une coqueluche compliquée de broncho-pneumonie. Le père occupait à sa forge un cavalier qui fut atteint de méningite, et lui-même a été reconnu porteur du méningocoque.

4° Trois cas de méningite cérébro-spinale se produisent à Beaubray (Eure) dans une famille de bûcherons habitant en forêt une cabane isolée de toute communication. Un enfant de neuf ans, un nourrisson de six mois, puis le grand-père sont successivement frappés ; ce dernier est emporté en trois jours, les enfants guérissent.

La méningite s'est déclarée quelques jours après le retour du réserviste G..., chef de cette famille, qui venait d'accomplir du 8 au 30 janvier une période à Évreux, dans l'escadron qui fut le plus éprouvé.

Il est juste d'ajouter que la recherche du méningocoque dans le rhino-pharynx du réserviste n'a pas été pratiquée ; mais il est très vraisemblable, par analogie avec les cas précédents, qu'il était, comme ses camarades, porteur de germes. Il en est de même pour le fait suivant :

5° M... réserviste, licencié le 15 février, rentre aussitôt à son domicile à Fleury-sur-Andelle (Eure). Quelques jours après, sa femme est atteinte de méningite et meurt le 28 février.

Les faits rapportés par Orticoni et Zuber plaident encore hautement en faveur du pouvoir contagionnant des porteurs de méningocoques :

Au lycée de Nancy s'était constitué, en janvier 1913, un petit foyer de méningite cérébro-spinale, composé de 4 cas (2 élèves et 2 domestiques du lycée). Or, à côté de ces cas intérieurs et postérieurement à leur apparition, quelques cas se déclaraient dans la population civile, se trouvant en rapport évident avec les atteintes du lycée :

1º Du 20 au 30 janvier, une dame X..., amie de la mère d'un lycéen atteint, avait eu plusieurs fois des entrevues dans le jardin des contagieux avec elle, et était, de plus, allée embrasser l'enfant, la veille de sa sortie de l'hôpital.

Le 9 février, elle se rend à Essey, près de Nancy, auprès de sa nièce et de l'enfant de cette dernière. Le 16 février, cette nièce, et le 18, son fils contractent la méningite.

L'*examen du rhino-pharynx* de Mme X..., qui, quoiqu'en bonne santé, les avait certainement contaminés, *montra la présence du méningocoque.*

2º Le 16 mars, un enfant de dix-huit mois, habitant Nancy, contracte une méningite cérébro-spinale. L'enquête établit que cet enfant et ses parents recevaient journellement la visite d'un domestique du lycée et de son fils qui, tous deux, étaient *porteurs de méningocoques.*

3º Le 22 mars, une fillette est atteinte de méningite cérébro-spinale. Elle était l'amie de la sœur d'un lycéen qui était *porteur de méningocoques.*

4º Mlle V... contracte une méningite le 1er avril. Elle prenait des leçons chez une personne attachée au service du lycée. Cette personne fut reconnue *porteur de méningocoques.*

Le fait suivant, observé à Lunéville, est du même ordre :

A Lunéville, du 22 janvier au 16 février, 3 cas de méningite se déclarent au 2e bataillon de chasseurs. Le 10 mars, la fille du maître-tailleur du bataillon est prise de méningite. Le père, examiné aussitôt, était porteur de méningocoques à l'état de culture presque pure.

C'est encore un fait semblable, superposable aux précédents, que rapporte Eijkel (1) lors de l'épidémie qui s'est produite en 1915 aux Pays-Bas :

(1) Eijkel, Rapport provisoire adressé au conseil central des Pays-Bas sur l'épidémiologie de la méningite cérébro-spinale épidémique et notamment sur les cas survenus aux Pays-Bas en 1915 (*Bulletin de l'Office international d'Hygiène publique*, n° 6, juin 1916).

Au cours de la première quinzaine de mars 1915, un cas de méningite apparaît à Waubach, dans une maison voisine d'une auberge fréquentée par les soldats territoriaux. L'un de ces derniers ayant présenté une amygdalite l'ayant rendu souffrant pendant deux jours, vient passer quelques jours dans sa famille à Bocholtz, où la méningite cérébro-spinale était inconnue. Deux jours après son arrivée, son plus jeune enfant, âgé d'un an, tombe malade et meurt ; son deuxième enfant, âgé de trois ans, contracte bientôt l'affection, et guérit, enfin, ce fut le tour de leur mère qui succomba. Le mucus rhino-pharyngé du père fourmillait de méningocoques.

Ces faits sont à rapprocher de celui qu'Ostermann observait en 1905 : Une épidémie éclate à Marschwitz dans une famille où plusieurs cas se déclarent. Les recherches d'Ostermann arrivèrent à lui faire constater que deux fillettes de cette famille, porteuses de méningocoques, avaient contracté ce germe au contact d'une autre enfant, leur voisine de classe qui, elle aussi, portait du méningocoque dans son rhino-pharynx.

En présence d'observations et d'enquêtes aussi précises, on ne peut nier le pouvoir contagionnant des porteurs de germes. C'est une notion qui s'impose.

L'examen des faits précédents montre en outre que ces porteurs peuvent donner naissance non seulement à des méningites cérébro-spinales, mais aussi à de nombreux porteurs. Le fait rapporté par Selter en est une preuve indéniable : Un convalescent de méningite cérébro-spinale est incorporé le 6 août au régiment de hussards de Bonn, indemne de méningite et de porteurs de germes ; le 9 août, le convalescent est examiné, on constate du méningocoque dans son rhino-pharynx. Le 10, sur 8 hommes de la chambre où il couche, on découvre 4 porteurs ; le 13, sur 30 hommes habitant le même étage, on en trouve 10.

Par conséquent, la rhino-pharyngite méningococcique peut donner lieu, par contagion, à des rhino-pharyngites simples, suivies ou non de méningite.

2º Rôle épidémiologique général. — Si, au point de

vue de la contagion, la rhino-pharyngite apparaît comme l'élément essentiel, son importance n'est pas moins grande au point de vue épidémiologique général. En effet :

Bruns et Hohn, puis Pflügge, et après eux de nombreux auteurs, ont constaté que dans un foyer épidémique de méningite cérébro-spinale, les cas de rhino-pharyngite méningococcique, autrement dit les porteurs de germes, se montraient 4, 5, 10, et même en certains cas 20 fois plus nombreux que les atteintes méningées.

De plus, ils évoluent suivant une courbe qui se superpose à celle des méningites : quand les rhino-pharyngites augmentent de nombre, celui des méningites s'accroît ; quand leur fréquence diminue, celle des méningites décline. En un mot, dans leur évolution générale, ces deux affections, dont l'étiologie spécifique est la même, se mêlent et se confondent.

D'autre part, l'observation montre indiscutablement que les épidémies dites de méningite cérébro-spinale commencent par une explosion de cas de rhino-pharyngite, qui préexistent aux premières atteintes méningées et se propagent de proche en proche ; sur ce groupement épidémique viennent se greffer de temps à autre des épisodes méningés qui l'émaillent et n'en sont en réalité qu'une complication éventuelle.

Tous ces faits s'accordent dès lors à faire admettre que, dans un foyer de méningite cérébro-spinale, c'est la rhino-pharyngite qui, malgré ses apparences silencieuses, domine la scène ; c'est elle qui se trouve à l'origine de toute manifestation méningococcique, méningée ou autre ; c'est à elle que revient le caractère non seulement contagieux, mais aussi épidémique. *Il n'existe donc pas, à vrai dire, d'épidémies de méningite cérébro-spinale, mais bien* DES ÉPIDÉMIES DE RHINO-PHARYNGITE MÉNINGOCOCCIQUE, SE COMPLIQUANT PARFOIS DE MÉNINGITE CÉRÉBRO-SPINALE (1). Et dans le

---

(1) Il en est de même que pour certaines complications de maladies infectieuses.

On connaît depuis Trousseau des épidémies de néphrites, qui n'étaient en réalité que des épidémies de scarlatine où la néphrite était particulièrement fréquente. Il en est encore ainsi de la diphtérie qui

foyer créé par la rhino-pharyngite, ou les porteurs de germes, *les atteintes méningées éclatent pour ainsi dire sans ordre, au hasard des défaillances plus ou moins marquées des organismes.* C'est ce qui explique la dissémination irrégulière, souvent bizarre et capricieuse des cas de méningite, et l'absence apparente de tout lien capable de les réunir, de même aussi la survenance de certains cas qui éclosent avec toutes les apparences de la spontanéité, de même encore les explosions épidémiques qui se produisent après de longs mois d'accalmie, et sont reliées entre elles par une série de cas de rhino-pharyngite restés ignorés et méconnus. *Les porteurs de germes apparaissent ainsi comme les anneaux d'une chaîne ininterrompue qui relie, dans une même agglomération, et même à distance, les cas de méningite cérébro-spinale semblant les plus indépendants les uns des autres.*

Doctrine de l'autogenèse. — Malgré l'éloquence des faits, malgré la connaissance des données anatomo-cliniques et bactériologiques nouvelles, démontrant de la façon la plus nette comment le méningocoque peut être déversé par les malades dans le milieu extérieur et se transmettre, bien des médecins refusent d'admettre la contagiosité. Ils invoquent les arguments suivants :

En maints cas, dans la population civile ou militaire, la méningite se manifeste sous forme d'atteintes clairsemées, disséminées, évoluant suivant le mode sporadique. Entre ces atteintes disséminées et très distantes, il n'existe aucun lien capable de prouver la contagiosité ; leur filiation est impossible à établir ; et même au cours des épidémies, la relation qui existe entre les divers cas échappe fréquemment.

On cite à l'appui des faits où, comme dans les garnisons de Paris et de Versailles en 1908, 1909 et 1910, un certain nombre de régiments, casernés en divers points de la ville n'ont subi que des atteintes rares, sans rapport évident

peut se compliquer de paralysie; on ne dira jamais qu'il existe une épidémie de paralysie du voile du palais, mais bien une épidémie de diphtérie se compliquant de paralysie du voile du palais.

constaté entre elles. Dans un même régiment, d'autre part, on voyait un cas survenir dans une compagnie, puis un deuxième éclater quelque temps après dans une compagnie voisine, un troisième dans une autre compagnie logée dans un bâtiment éloigné des deux premières.

En d'autres cas, les épidémies semblent éclore d'une façon spontanée, de toutes pièces, sans importation apparente ; elles se déclarent sur divers points à la fois, sans qu'il soit possible de déceler leur origine, et par conséquent sans contagion originelle démontrable.

Enfin, la simultanéité d'apparition de la méningite, lors des réveils épidémiques de cette dernière, en des régions très distantes les unes des autres, ne peut s'expliquer par la contagion.

Pour les non-contagionnistes, ces faits s'opposeraient nettement à la notion de transmissibilité qu'ils rejettent de propos délibéré. D'après eux, ils ne peuvent trouver d'explication plausible que dans l'intervention de facteurs favorisants, intrinsèques et surtout extrinsèques, atmosphériques, saisonniers ou autres, qui permettent au méningocoque, germe ubiquitaire et banal, de cultiver et de pulluler dans la cavité rhino-pharyngée des individus, d'accéder à la virulence et d'accomplir son œuvre pathogène. Ces conditions secondes constituent pour eux l'élément essentiel de la genèse de la méningite cérébro-spinale, dont le caractère autochtone serait indéniable.

En bien des cas, en effet, la méningite cérébro-spinale semble évoluer sous le mode sporadique et il arrive assez fréquemment que, dans une série de familles atteintes, il ne se développe qu'une seule atteinte. Le fait est exact, mais est-il vraiment de nature à faire dénier à cette affection le pouvoir de contagiosité ?

Faisons pour l'instant table rase des porteurs de germes qui nous permettent de les expliquer. Est-ce que la fièvre typhoïde, la diphtérie, la dysenterie, la scarlatine elle-même ne peuvent évoluer sous ce mode ? Viendra-t-il jamais cependant à l'idée de quiconque de prétendre actuellement que, de ce fait, ces infections ne sont pas contagieuses? Si les atteintes sporadiques ne créent pas de foyers autour d'elles et ne s'épidémisent pas, c'est sans aucun doute que le germe spécifique n'a pas trouvé, dans le terrain sur lequel il évolue ou dans les influences extérieures, les conditions favorables à sa pullulation et à son extension. Pourquoi ne peut-il en être de même pour la méningite cérébro-spinale ?

On ne peut trouver, dit-on encore, aucun lien entre les atteintes méningitiques disséminées. Mais la méningite cérébro-spinale n'est pas seule dans ce cas. Kelsch avait signalé aussi l'allure capricieuse et incohérente que prenait la scarlatine ; il avait remarqué que dans une épidémie scarlatineuse, il n'était pas toujours facile de suivre la filiation des cas ; il avait fait ressortir combien parfois ses atteintes étaient éparses, disséminées, sans rapport saisissable les unes avec les autres, comme si la contagion restait étrangère à leur développement. La scarlatine, disait-il, évolue sans contagion originelle démontrable, sans importation apparente. Et parmi les causes invoquées pour expliquer cette allure bizarre, il faisait intervenir l'existence des cas frustes, des scarlatines sans scarlatine, c'est-à-dire des angines scarlatineuses où tout le processus spécifique se cantonne au niveau de la muqueuse pharyngée ; cas intermédiaires en somme, restant le plus souvent méconnus, mais doués du pouvoir de transmission, comme les atteintes les mieux caractérisées. Pourquoi refuser à la méningite cérébro-spinale ce qu'il accordait à la scarlatine?

Dans une épidémie de méningite cérébro-spinale, en effet, il n'est pas toujours facile de découvrir, par la clinique surtout, les liens qui unissent les atteintes quand elles sont disséminées. Mais s'ils ne sont ni visibles, ni apparents, rien ne prouve leur non-existence. Or, la bactériologie nous a appris formellement qu'à côté des sujets subissant les atteintes de méningite les plus caractérisées, il en est d'autres chez lesquels les symptômes méningés sont réduits au minimum, mais où la rhino-pharyngite initiale dissémine au dehors le méningocoque comme les atteintes les plus avérées ; de même aussi on a reconnu l'existence des rhino-pharyngites méningococciques (porteurs de germes), qui sèment autour d'eux le germe spécifique de la méningite cérébro-spinale au même titre que les méningitiques ; et ce sont ces sujets qui constituent les liens invisibles et ignorés existant entre les atteintes de méningite paraissant les plus indépendantes entre elles. Ne peut-on faire un rapprochement entre ces faits et ceux dont Kelsch se servait pour expliquer la genèse de certains cas de scarlatine à allure sporadique?

Il est vrai que pour les adversaires de la contagiosité, le rôle des porteurs de germes serait nul. A leurs yeux, le méningocoque est un germe extrêmement répandu ; il pourrait se rencontrer en tout temps chez n'importe quel sujet sain, non seulement dans les foyers épidémiques mais aussi à distance de ces derniers.

De plus, chez les porteurs de germes, il serait inoffensif pour le sujet qui l'héberge et pour son entourage.

Les constatations faites jusqu'en 1905 pouvaient faire admettre l'ubiquité du méningocoque. Jusqu'à cette époque en effet, ce germe était mal connu, et confondu avec toute une série de bactéries morphologiquement similaires que l'on rencontre dans la flore normale d'une foule de sujets sains. Mais depuis lors, des recherches plus précises ont montré que le coccus de Weichselbaum s'en différenciait nettement, non seulement par les caractères de culture, mais encore par les réactions biologiques, qui ont puissamment aidé à son identification rigoureuse. Faisant table rase des résultats incertains et certainement erronés du début, il n'y a donc lieu de se fier qu'aux recherches datant de cette deuxième phase. Celles-ci ont amené à constater que le méningocoque n'est pas un germe ubiquitaire ; en voici les preuves :

Chez des sujets sains, parents, amis, voisins de méningitiques ou ayant été en contact avec eux, V. Lingelsheim avait observé des porteurs de germes dans la proportion de 15 p. 100, alors que sur 120 malades entrés en observation à l'hôpital pour des affections étrangères à la méningite cérébrospinale, aucun ne fut décelé.

Il en fut de même chez 184 enfants de Beuthen, n'ayant pas été en rapport avec les foyers qui sévissaient dans cette localité en 1905 (Flügge).

Ostermann, examinant 24 membres sains de 6 familles contaminées, trouve 17 porteurs de méningocoques. En revanche, chez 10 personnes vivant à proximité des familles infectées sans avoir de contact intime avec elles, les résultats furent négatifs.

Même observation faite par Boldman et Goodwin, qui décelèrent des méningocoques dans le rhino-pharynx de sujets ayant été au contact avec des méningitiques ; par contre, sur 55 personnes saines, restées éloignées de ces malades, aucune n'hébergeait le germe spécifique.

Résultat analogue obtenu par Dieudonné, Wöscher et Würtinger, qui, au 1er bataillon du train, ne purent déceler aucun porteur parmi 20 hommes restés en dehors de tout contact avec des méningitiques, alors que l'examen fut positif chez 5 hommes sur 39 qui habitaient une chambre où s'étaient produits 2 cas de l'affection.

Droba et Kucera examinent 210 enfants habitant une région de Galicie où aucune épidémie de méningite n'était signalée ; ils ne trouvent aucun porteur de germes.

En ce qui me concerne, j'ai eu à plusieurs reprises l'occasion de constater des faits semblables. De plus, il m'est arrivé fréquemment d'être envoyé en mission en de multiples garnisons, pour y déterminer la nature étiologique d'une atteinte méningée suspecte d'être produite par le méningocoque. Or, dans les cas où la clinique et le laboratoire m'ont permis d'éliminer cette étiologie et de conclure à sa nature tuberculeuse ou autre, jamais, en dehors de toute épidémicité méningococcique, je n'ai trouvé de porteurs sains, ni à distance du malade ni parmi ses voisins immédiats,

Rappelons encore ici le fait de Selter qui put suivre journellement le développement d'une série de porteurs de germes, autrement dit d'une épidémie progressive de rhinopharyngite méningococcique, faisant suite à l'arrivée dans un régiment d'un convalescent de méningite cérébro-spinale, lui-même porteur de germes. Cet épisode est bien de nature à faire admettre la notion de contagiosité et à repousser celle de l'ubiquité.

Les partisans de l'autogenèse répondent que, dans certains grands centres, on aurait décelé des porteurs de méningocoques en dehors de toute ambiance épidémique :

Kolle et Wassermann, examinant à Berlin 114 personnes, à une époque où il n'existait que quelques cas de méningite cérébro-spinale, décèlent deux porteurs de méningocoques, mais l'enquête démontra que chez l'un, l'entrée à l'hôpital avait été prononcée en raison de la raideur du cou, le rendant suspect de méningite, et l'autre avait eu récemment son enfant atteint de méningite cérébro-spinale.

Hübener et Kütscher, s'adonnant aux mêmes recherches sur 400 hommes du 3e bataillon du régiment de fusiliers de la garde prussienne, découvrent parmi eux huit porteurs : il n'existait cependant aucun cas de méningite dans ce régiment. Mais ces porteurs avaient été en contact, plusieurs mois auparavant, au camp de Döberitz, avec des méningitiques. C'est évidemment là qu'ils avaient puisé leur méningocoque.

De même, Lieberknecht, à Posen, a décelé des méningocoques dans le rhino-pharynx de sujets habitant des maisons où la méningite n'avait pas été constatée depuis de longs mois. Mais il n'est pas démontré qu'ils n'aient pas été en contact avec des méningococcifères (méningitiques ou porteurs de germes), car l'auteur signale qu'à la même époque, des méningitiques se trouvaient en traitement à l'hôpital et dans la ville elle-même.

Somme toute, ces faits prouvent uniquement qu'en temps normal, dans les grandes villes et les grands centres, on peut déceler en permanence des porteurs de méningocoques, mais leur existence est uniquement liée à la présence constante d'atteintes cérébro-spinales, autrement dit de l'endémie méningococcique, qui s'y entretient et s'y manifeste à toutes les périodes de l'année.

Elle n'est donc aucunement l'indice du caractère ubiquitaire du méningocoque ; elle constituerait au contraire un argument en faveur de la contagion, puisqu'elle est liée à la présence de méningitiques ou d'autres porteurs de germes.

La question me paraît donc jugée : *le méningocoque n'est pas un germe ubiquitaire.* Quand un sujet l'héberge dans son rhino-pharynx, il faut qu'il ait été en contact avec un méningitique ou un porteur de germes. C'est d'ailleurs ce qui ressort encore des faits montrant que les porteurs sains se décèlent le plus souvent parmi les voisins de lit des malades.

A elle seule, cette conclusion, basée sur de multiples faits d'observation qui n'avaient pas été suffisamment mis en valeur, entraîne l'effondrement de la doctrine de l'autogenèse.

D'autre part, l'argument sur lequel elle s'appuie encore, « l'innocuité des porteurs de germes pour eux et leur entourage » ne semble pas avoir une valeur intangible :

Envisagé d'une façon absolue, cet argument repose tout d'abord sur une erreur : il est démontré de la façon la plus formelle que tout sujet atteint de méningite cérébro-spinale a été atteint préalablement, au moins pendant quelques jours, d'une rhino-pharyngite, d'une inflammation plus ou moins marquée du rhino-pharynx, où le méningocoque a pullulé et cultivé, et par conséquent, a été porteur de méningocoques. Mais l'objection semble ne concerner que les porteurs, temporaires ou chroniques.

Et, en effet, il est exact que dans la grande majorité des cas, les porteurs de germes échappent à la méningite. La raison qu'on peut en donner est simple : Roussel, Cathoire ont démontré que chez ces sujets la présence du méningocoque, qui a certainement exercé une action pathogène, limitée il est vrai, mais bien avérée, détermine dans le sérum la production d'anticorps ; l'élévation de l'index opsonique qu'ils ont constatée le prouve surabondamment.

L'organisme se défend donc contre ces méningocoques qui ne seraient donc pas si inoffensifs qu'on le suppose, et si les porteurs sains ne contractent pas la méningite, c'est qu'ils ont acquis un certain degré d'immunité vis-à-vis du méningocoque.

Mais en certains cas, cette immunité fléchit, et l'on connaît des cas où les porteurs de germes, même chroniques, peuvent devenir des méningitiques.

Bruns et Hohn ont cité le cas d'un enfant qui fut atteint de méningite cérébro-spinale après avoir hébergé le méningocoque pendant seize jours ; un autre pendant deux mois et demi. Au cours des épidémies qui ont sévi en 1909 et 1910, j'ai constaté des faits identiques.

L'innocuité du méningocoque pour le porteur de germes lui-même ne constitue donc pas un argument valable.

Quant à son innocuité pour l'entourage, on a vu au contraire par les faits que M. Vaillard, MM. Orticoni et Zuber ont fait connaître, le danger qu'il pouvait comporter. Loin de moi cependant la pensée de prétendre que tout porteur de germes soit également dangereux pour son voisinage et soit appelé à être toujours le point de départ de foyers épidémiques. De nombreux exemples montrent que des porteurs de méningocoques n'ont créé autour d'eux aucun foyer épidémique, mais il ne s'ensuit pas fatalement qu'ils ne soient doués d'aucun pouvoir de contagion. Tout dépend, ici encore, de la résistance du terrain sur lequel le méningocoque est appelé à s'implanter. Et n'oublions pas qu'un sujet atteint de rhino-pharyngite méningococcique peut ne donner naissance qu'à des rhino-pharyngites de même nature, non suivies de méningite, et qui passent inaperçues si l'examen bactériologique n'est pas pratiqué. Enfin les cas négatifs ne peuvent rien contre les faits positifs tels que ceux qui ont été exposés.

La conception de l'autogenèse est séduisante, mais n'est pas soutenable. Elle repose sur une erreur : l'ubiquité du méningocoque, qui lui permettait d'expliquer la spontanéité d'apparition de certaines épidémies, comme aussi la simultanéité d'éclosion dans l'espace et dans le temps des grands réveils épidémiques. Or, l'existence de ces caractères si singuliers n'est pas en opposition avec la doctrine de la contagion. Ils s'expliquent aisément par cette notion de la méningococcie latente, dont la rhino-pharyngite est la manifestation courante, insidieuse et cachée, et qui ne se rencontre pas exceptionnellement dans les grands centres. Là où elle existe, *la graine spécifique qui s'entretient silencieusement chez les porteurs de germes par passage de bouche en bouche, d'individu à individu*, se trouve donc à tout moment prête à pulluler, à se propager sous l'influence des causes secondes. Que celles-ci soient particulièrement favorables à son développement et à sa diffusion et exercent leur action sur des étendues assez grandes, on verra les épidémies éclore simultanément sur les divers points d'un territoire ou du globe qui les auront subies, en commençant par les grands centres comme il est habituel en pareil cas, pour gagner ensuite les petites localités.

Conclusion. — De toute cette discussion, il ressort que la contagiosité de la méningite cérébro-spinale est indéniable. Tout, dans son histoire, m'engage à en rester partisan, convaincu. *Elle naît par contagion et se propage par contagion.*

Si cette opinion n'est pas acceptée par certains auteurs, c'est que leur attention n'a été sans doute attirée que par les faits cliniques saillants de l'infection méningococcique, en général, autrement dit par les manifestations bruyantes et dramatiques de la méningite proprement dite, qui éclosent d'une façon trop capricieuse pour permettre d'en suivre les relations existant entre elles.

L'exposé qui précède a suffisamment montré que les atteintes méningées ne constituent qu'un épisode des épidémies de méningococcie, dont la rhino-pharyngite est l'élément sinon le plus tapageur, du moins le plus important et le plus extensif.

On comprendra ainsi que les caractères de la contagion de la méningococcie puissent paraître différents, suivant qu'on s'en tient à l'observation des atteintes méningées seules, ou qu'on envisage les épidémies de rhino-pharyngite.

Dans le premier cas, il est évident que la contagion paraît minime, mais dans le deuxième, la forte proportion des porteurs de germes décelés dans les épidémies sérieuses, de même aussi le fait déjà cité de Selter à Bonn, prouvent la facile et rapide diffusion du contage.

Quant au rôle des conditions favorisantes, il n'est pas discutable : qu'elles agissent sur la virulence et le pouvoir pathogène du germe, sur la résistance du terrain, le fait n'est pas douteux ; qu'elles agissent sur le méningocoque comme sur le pneumocoque (Netter) (avec cette différence que le pneumocoque est ubiquitaire et que le coccus de Weichselbaum ne l'est pas), le fait est indéniable ; cette influence s'exerce sur l'éclosion des cas de méningite, comme aussi sur la fréquence et l'extension de la rhino-pharyngite. Mais on ne saurait lui accorder l'importance prépondérante et exclusive que les non-contagionnistes et les partisans de l'autogenèse leur reconnaissent.

Les deux conceptions présentent entre elles, on le voit, plusieurs points de contact ; elles ne se séparent en réalité que par la notion du caractère ubiquitaire du méningocoque, qui s'oppose à celle de sa pérennité assurée par la contagion et les contaminations successives d'homme à homme.

IV. — *PROPHYLAXIE* (1).

La prophylaxie de la méningite cérébro-spinale repose sur les bases étiologiques qui ont été exposées.

Elle devra donc s'exercer sur :

(1) Les règles prophylactiques dont l'exposé suit sont celles qui ont été admises et sont appliquées dans l'armée.

1° La cause spécifique, dont elle devra chercher à en enrayer la propagation ;

2° Les causes favorisantes dont elle devra atténuer les effets.

Prophylaxie spécifique.

La prophylaxie spécifique est destinée à lutter contre le foyer d'infection qu'il s'agit d'éteindre sur place. Or, l'étude étiologique qui a été faite a montré que c'est l'homme qui constitue la source la plus importante des méningocoques qu'il cultive dans son rhino-pharynx, qu'il soit réellement malade et atteint de méningite, ou simplement porteur d'une rhino-pharyngite méningococcique, autrement dit porteur de méningocoques.

Les mesures à prendre seront d'autant plus efficaces qu'elles seront exécutées aussitôt après l'éclosion du premier cas. La prophylaxie sera couronnée d'autant plus de succès que le diagnostic sera plus rapide et plus précis. La lenteur et l'incertitude cliniques contribuent assurément à entraver les bénéfices qu'on peut tirer de la lutte à entreprendre.

Mesures a l'égard des malades. — En cas d'apparition d'une première atteinte de méningite cérébro-spinale, tout doit donc être mis en œuvre pour s'opposer au danger créé par le malade et les porteurs de germes qui l'accompagnent. Après avoir fait la déclaration du ou des cas constatés à l'autorité compétente (la méningite cérébro-spinale fait partie des maladies contagieuses dont la déclaration est obligatoire), l'isolement du malade s'impose ; que l'atteinte soit avérée ou seulement suspecte, il doit être dirigé immédiatement à l'hôpital où on le place dans une chambre isolée, en attendant que, le diagnostic une fois confirmé, on le place dans une salle de méningitiques. (De tels malades ne doivent jamais occuper de lits appartenant à une salle de médecine générale, ou d'affections étrangères à la méningite cérébro-spinale.)

Tout méningitique doit rester ainsi isolé tant qu'il héberge du méningocoque dans ses fosses nasales. La sortie définitive ne sera prononcée qu'après deux examens bactériologiques à quarante-huit heures d'intervalle, démontrant qu'il n'est plus porteur de germes.

Tant que ces derniers persistent dans le rhino-pharynx, il est nécessairede désinfecter cette région à l'aide des substances bactéricides qui seront étudiées plus loin.

L'entourage du malade, appelé à lui donner des soins, doit être réduit au strict minimum, surtout dans les familles. Il doit en tout cas prendre toutes les précautions habituelles pour éviter de contracter le contage et de le répandre aux alentours : revêtir une blouse avant d'entrer dans la salle du malade, l'enlever en en sortant ; lavages fréquents du visage et des mains, surtout avant les repas ; faire tout le possible pour se préserver des gouttelettes muqueuses émanant du nez et de la bouche du patient ; de temps en temps gargarismes et inhalations antiseptiques.

Les excreta du malade, notamment ses crachats, les eaux de lavage et de gargarisme, doivent être recueillis dans des récipients remplis au préalable de solutions antiseptiques.

Bien que la survie du méningocoque dans les milieux extérieurs soit de courte durée, la désinfection des vêtements, du linge, des mouchoirs, de la literie laissée à la chambrée, est de toute nécessité. Moins utile est la désinfection du local occupé par le malade. On pourra se contenter de lavages antiseptiques du plancher et des parois proches de la place qu'il occupait. Il est inutile de faire évacuer une caserne contaminée et de diriger sur un camp les troupes qui l'occupent.

MESURES VIS-A-VIS DES SUSPECTS. — a. *Séparation des suspects.* — Au régiment, dès que l'isolement du malade a été pratiqué, il convient de séparer complètement les suspects. Doivent être considérés comme tels les hommes occupant la chambre du malade, ses amis personnels, ses compagnons habituels. Le but de cette séparation est de supprimer tout contact entre le groupe suspect et le reste de la collectivité. Elle peut être réalisée en les logeant soit dans des locaux isolés du casernement, soit dans tout autre bâtiment militaire, pourvu que les dispositions prises assurent le résultat cherché. Un réfectoire spécial, des lavabos et des latrines leur seront exclusivement réservés. La fréquentation de la cantine, de la salle des rapports et de tout local ayant un caractère de communauté devra être rigoureusement interdite.

Les mouchoirs seront recueillis à part dans des sacs à désinfection et désinfectés à l'eau bouillante.

« Si les locaux militaires ne se prêtent pas à l'application de cette mesure, il appartiendra au commandement de se concerter avec l'autorité municipale pour la réaliser dans les bâtiments disponibles et avec les conditions de sécurité désirables pour la sauvegarde de la santé publique. Les locaux choisis seront convenablement chauffés pendant la saison froide. »

« Cette séparation ne doit pas s'entendre dans le sens d'une claustration complète qui serait inutile, pénible aux intéressés et préjudiciable à leur santé. »

« Selon les conditions atmosphériques, on organisera pour cette catégorie de sujets des exercices à part, des sorties à l'extérieur en ordre, sous la conduite d'un gradé qui interdira les contacts avec d'autres militaires et la population civile. »

b. *Surveillance médicale.* — Une surveillance médicale extrêmement étroite doit être exercée vis-à-vis de ces sujets. L'attention sera particulièrement attirée sur ceux qui présentent de la céphalée, des vomissements, des douleurs lombaires, signes initiaux de la méningite, ou de la rhino-pharyngite qui est la première manifestation de la méningococcie. Les hommes ayant souvent tendance à cacher ces indispositions, soit par crainte, soit par indifférence, il est bon que les gradés signalent au médecin ceux d'entre eux qui leur paraissent présenter ces symptômes. On s'efforcera de dépister les cas frustes par tous les moyens en usage.

Cette surveillance médicale doit s'étendre en réalité à tout le reste du régiment pour arriver à déceler d'une façon précoce les cas qui peuvent se présenter.

c. *Recherche des porteurs de germes*. — C'est parmi les suspects ainsi séparés que doit porter au plus tôt la recherche des porteurs de germes, à faire effectuer par le bactériologiste du laboratoire régional le plus proche.

Dès que le résultat de ces recherches est connu, on peut libérer immédiatement ceux qui sont reconnus « non porteurs » et les rendre à leur unité ; ceux qui ont été reconnus « porteurs » doivent être l'objet des mesures spéciales exposées ci-dessous.

En principe, ces expertises ne doivent pas se limiter à la seule catégorie des suspects. J'estime qu'elle devrait être étendue d'emblée et rapidement à la totalité de l'unité habitant la même caserne. Mais cette mesure se heurte à des difficultés insurmontables dans l'état actuel des choses : manque de personnel surtout.

A défaut de cette mesure radicale, il y aura lieu de porter plus particulièrement l'attention sur les hommes des unités encore indemnes, qui seront porteurs d'angine, d'amygdalite, de coryza tenace. La recherche du méningocoque dans le mucus rhino-pharyngé doit être pratiquée chez de tels sujets D'autre part, des angines, des coryzas d'ordre banal, le catarrhe des premières voies respiratoires préparent parfoi l'invasion du méningocoque.

MESURES A L'ÉGARD DES PORTEURS DE GERMES. — Les porteurs de germes sont contagieux, dangereux par conséquent. Il faut les isoler.

Si leur nombre le permet, ils seront traités à l'hôpital. Dans le cas contraire, l'isolement aura lieu, soit en dehors du casernement, soit même dans les locaux de ce dernier, pourvu qu'ils conviennent à l'application de la mesure. Les locaux seront convenablement chauffés pendant la saison froide. Les sous-officiers porteurs de germes demeurent soumis aux mêmes règles que les hommes de troupe. Toutefois, l'isolement à l'hôpital ne sera pas imposé aux sous-officiers rengagés logeant en ville. Ces gradés n'auront aucun contact avec la troupe indemne, jusqu'à ce qu'ils cessent d'être contagieux ; on les avertira du danger qu'ils peuvent faire courir à leur entourage et des précautions à prendre pour les réduire au minimum.

Les porteurs de germes doivent subir la désinfection régulière du rhino-pharynx et de la bouche, comme il sera décrit plus loin. Des crachoirs munis d'antiseptiques doivent être disposés pour éviter de répandre le contage.

L'isolement des porteurs de germes doit être maintenu jusqu'à ce que deux examens bactériologiques successifs, pratiqués à quelques jours d'intervalle, aient permis de reconnaître qu'ils ne sont plus contagieux. Afin de ne pas fausser les résultats de ces examens, la désinfection du rhino-pharynx et de la bouche ne sera pas pratiquée le jour où auront lieu les prélèvements destinés aux recherches pres-crites.

« Les mouchoirs et le linge de corps des porteurs de germes seront soumis à l'ébullition avant remise au blanchissage. La literie qu'ils ont occupée *avant* et *pendant* l'isolement, leurs vêtements seront désinfectés conformément, à la notice 7 du règlement sur le service de santé à l'intérieur.

La situation d'isolement n'est pas exclusive de promenade dans une partie réservée de l'hôpital ou de sorties en ordre à l'extérieur, sous la surveillance d'un gradé qui interdira les contacts avec toute personne civile ou militaire. »

Il faut compter qu'en certaines circonstances, éloignement d'un laboratoire notamment, les examens bactériologiques sont impossibles à pratiquer, les porteurs de germes impossibles à dépister, et par conséquent à isoler individuel-lement. En pareil cas, il y a lieu de se contenter de l'isolement global, tel qu'il a été conçu pour la séparation des suspects, et de le faire durer une quinzaine de jours, chiffre qui répond en général à la durée de la persistance du méningocoque dans le rhino-pharynx. Une telle mesure n'est pas rigoureuse assurément, car elle peut permettre la libération de sujets qui hébergent encore des méningocoques, mais elle contribue à restreindre beaucoup le nombre des porteurs.

MESURES CONCERNANT LES HOMMES DES RÉSERVES, OBJETS DE CONVOCATIONS. — L'instruction ministérielle du 8 janvier 1914 a prévu les mesures capables de préserver les hommes des réserves convoqués en vue de période d'instruction dans les garnisons, où se sont déclarés des cas de méningite cérébro-spinale. Les diverses éventualités ont été envisagées :

a. *Apparition d'un cas isolé de méningite cérébro-spinale dans un corps de troupe ou détachement.*

« Lorsqu'un cas de méningite cérébro-spinale est observé parmi les occupants d'un casernement dans le septénaire qui précède une période d'instruction de réservistes ou territoriaux, ceux-ci ne sont pas affectés à l'unité contaminée (compagnie, escadron, batterie). Ils sont répartis dans les autres unités, et, si possible, logés dans un casernement indemne. »

Période du 1ᵉʳ octobre au 15 mai :

a. Si les examens n'ont pas décelé de porteurs de méningocoques dans la section, ou pièce contaminée, le jeu régulier des convocations des hommes des réserves est maintenu ;

b. S'il existe des porteurs de méningocoques dans une proportion ne dépassant pas 10 p. 100 de l'effectif examiné, les convocations sont suspendues dans le régiment ou détachement pendant un mois ;

c. Si le nombre des porteurs de méningocoques est supérieur à 10 p. 100 de l'effectif examiné, la suspension des appels a lieu pendant deux mois.

Période du 15 mai au 1ᵉʳ octobre :

Le jeu normal des convocations des hommes des réserves est maintenu à la suite de l'apparition d'un cas isolé de méningite cérébro-spinale, les porteurs de méningocoques appartenant à l'unité contaminée étant immédiatement éliminés.

b. Apparition de plusieurs cas de méningite cérébro-spinale dans un corps de troupe ou détachement.

« Lorsque plusieurs cas de méningite cérébro-spinale se manifestent dans un corps de troupe ou détachement, dans un laps de temps assez limité pour constituer une épidémie, la suspension des appels a lieu pendant deux mois à dater de la constatation du dernier cas. »

c. Apparition de la méningite cérébro-spinale dans une place comprenant plusieurs corps de troupe.

« Dans les places comprenant plusieurs corps ou plusieurs casernements pour un même corps, les convocations peuvent avoir lieu dans les corps ou casernements indemnes, à condition que la méningite cérébro-spinale ne règne pas épidémiquement dans la population civile. Le casernement où la maladie s'est manifestée est consigné aux troupes qui n'y sont pas logées. »

Les hommes des réserves peuvent encore être dirigés sur une autre garnison, restée indemne ou directement sur un camp d'instruction.

Mesures réglant la libération des hommes des réserves en période d'instruction. — Il faut se garder de licencier délibérément les hommes des réserves qui accomplissent une période d'instruction quand la méningite apparaît dans le régiment auquel ils appartiennent. Ce licenciement contribue à mettre en liberté des porteurs de germes qui, une fois rentrés dans leur famille, en contaminent les membres. A cet égard, l'épidémie du 6e dragons à Évreux a été d'un enseignement très profitable.

L'instruction du 8 janvier 1914 a précisé les conditions dans lesquelles devait, suivant les cas, s'opérer le renvoi de ces hommes ; voici comment le problème a été résolu, en tenant compte des intérêts des sujets visés et de la population civile à préserver :

« *a.* Si une atteinte de méningite cérébro-spinale se manifeste dans une unité (compagnie, escadron, batterie), pendant la durée d'une période d'instruction, il est procédé de suite à la recherche des porteurs de méningocoques chez les hommes des réserves de cette unité. Ceux qui auront été reconnus non porteurs de méningocoques sont renvoyés dans leurs foyers. Les porteurs sains de méningocoques sont isolés au corps ou hospitalisés et traités jusqu'à la date normale de leur libération. Ils peuvent, s'ils en font la demande, être maintenus à l'hôpital jusqu'à ce qu'ils ne soient plus porteurs de méningocoques. »

« A leur départ, les porteurs de méningocoques sont avertis des dangers auxquels ils exposent leur famille et leur entourage. Ils sont signalés d'urgence, avant leur départ, au préfet du département de leur résidence par les soins du corps intéressé. Les hommes des réserves appartenant aux unités indemnes sont maintenus en cours de période. »

« *b*. Si plusieurs cas de méningite cérébro-spinale se manifestent dans un corps pendant une période d'instruction, il y a lieu de libérer les hommes des réserves de toutes les unités, dans les conditions indiquées à l'alinéa précédent. »

« *c*. Si un cas de méningite cérébro-spinale survient dans une unité (compagnie, escadron, batterie) vers la fin de la période et si les conditions de temps ne permettent pas de procéder à l'examen bactériologique du mucus pharyngé des hommes des réserves affectés à cette unité, ceux-ci ne sont pas maintenus au corps au delà de la date normale de leur libération. »

« Toutefois, ceux qui en feraient la demande pourraient être hospitalisés aux fins d'examen bactériologique de leur mucus pharyngé, et être maintenus en traitement, s'ils étaient reconnus porteurs de germes, jusqu'à disparition de ceux-ci. »

DÉSINFECTION DU RHINO-PHARYNX. -- Les mesures d'isolement des porteurs de germes demandent à être complétées par la désinfection du rhino-pharynx, destinée à stériliser la source constante des méningocoques hébergés par ces sujets.

Quand la recherche des porteurs sains ne peut être pratiquée, et en cas d'isolement global des suspects, cette désinfection doit être opérée sur tous les sujets isolés. Enfin elle doit être effectuée sur les convalescents de méningite encore porteurs de germes.

La multiplicité des produits qui ont été préconisés pour effectuer cette désinfection prouve combien les résultats ont été jugés médiocres. On a tour à tour vanté les avantages du *nitrate d'argent*, du *sublimé*, de l'*eau oxygénée*, du *menthol*, *gaïacol*, *protargol*, *sozoïodol*, de la *pyocyanase*. Les résultats ont été très irréguliers : en certains cas le germe semblait disparaître en quelques jours, en d'autres, il durait plusieurs semaines. Il était donc difficile de se faire une opinion.

D'après H. Vincent et Bellot, cette désinfection peut être réalisée de la façon suivante :

1º Matin et soir, faire les attouchements du pharynx et des amygdales à l'aide d'un tampon d'ouate imbibé de glycérine iodée à 1 p. 30 ;

2º Gargarismes fréquents avec de l'eau oxygénée à 12 volumes, diluée au 1/10 avec de l'eau bouillie ;

3º Quatre à cinq fois par jour, faire des inhalations de vapeurs iodées pendant trois minutes à l'aide du mélange suivant :

Iode	5 à 12 grammes.
Gaïacol	2 —
Acide thymique	$0^{gr},25$
Alcool à 60º	200 —

De ce mélange, verser quelques gouttes dans un bol d'eau, que l'on plonge dans une casserole remplie d'eau très chaude pour en faciliter l'évaporation.

D'après les auteurs, cette méthode doit faire disparaître le méningocoque en quatre à cinq jours. L'expérience montre toutefois que la disparition de ce germe ne s'**effectue** pas toujours dans un délai aussi court ; en maintes circonstances, malgré ce traitement antiseptique, le méningocoque peut persister plusieurs semaines et même plusieurs mois,

D'ailleurs, le mélange iode-alcool-gaïacol est, pour certains sujets, extrêmement irritant pour les muqueuses respiratoires.

Récemment, on a utilisé avec avantage les instillations d'huile goménolée à 20 p. 100. Ce produit est infiniment moins irritant que les vapeurs iodées.

Somme toute, l'inhalation de toutes ces substances ne donne que des résultats très infidèles.

Et cependant, on connaît la fragilité du méningocoque vis-à-vis des antiseptiques, même à l'état de vapeurs. Mais outre qu'il est englobé dans du mucus qui le protège, il est difficile de porter le désinfectant au niveau même des lésions où le méningocoque pullule. C'est donc à d'autres procédés qu'il faut avoir recours.

Wassermann, en 1906, avait tenté d'utiliser l'action bactéricide locale du *sérum antiméningococcique* ; les résultats n'ont guère été encourageants.

P. Carnot (1) a obtenu récemment des succès à l'aide du même sérum desséché et pulvérisé, introduit dans les fosses nasales. Pour être efficace, ce sérum doit, à mon sens, être porté directement au niveau du siège habituel et prédominant du méningocoque, c'est-à-dire à la partie supéro-postérieure du rhino-pharynx. On y arrivera en adaptant à l'insufflateur un tube recourbé dont l'extrémité est introduite derrière le voile du palais et le plus haut possible, comme pour le prélèvement du mucus rhino-pharyngé. Si l'on se contente d'inhalation de poudre, les résultats, pour les raisons indiquées plus haut, semblent devoir être incomplets et inconstants.

Quelques essais de *vaccinothérapie* m'avaient donné des résultats encourageants. Il y aurait lieu de poursuivre cette étude, principalement chez les porteurs chroniques.

Il y a lieu d'être très prudent dans l'interprétation des résultats que l'on croit obtenir avec ces diverses méthodes ;

(1) P. CARNOT; *Paris médical*, 4 mars 1916.

certains auteurs se croient autorisés à déclarer que tel ou tel procédé est doué d'une efficacité indubitable, parce qu'ils ont observé la disparition subite d'une épidémie aussitôt après son emploi, alors qu'il pouvait ne s'agir que d'une coïncidence heureuse. Les surprises de ce genre ne sont pas rares en matière d'épidémies méningitiques. Ce n'est pas d'après l'observation de quelques cas qu'il est permis de conclure ; les constatations de ce genre doivent être multipliées pour échapper à l'erreur.

MESURES DESTINÉES A ÉVITER L'IMPORTATION DE LA MÉNINGITE A LA CASERNE. — Il existe de nombreux exemples montrant qu'un régiment indemne peut être contaminé à la suite de l'incorporation de recrues, de réservistes venant de régions infectées, du retour de permissionnaires ayant passé leur congé dans des localités en puissance de méningite.

Il convient de faire tous ses efforts pour empêcher l'importation de cette dernière.

Les recrues provenant de localités infectées doivent, dès leur arrivée au corps, être séparées de leurs camarades, et soumises à l'examen bactériologique de leur mucus rhinopharyngé. Les non-porteurs sont rendus à leurs unités ; les porteurs sont traités comme il a été exposé plus haut.

Les mêmes précautions s'imposent pour les réservistes qui arrivent pour une période d'instruction.

L'application de ces mesures est théoriquement facilitée par les prescriptions d'une circulaire du ministre de l'Intérieur (6 avril 1904) qui a invité les autorités municipales à faire connaître aux généraux commandant les corps d'armée tous renseignements utiles sur les maladies transmissibles observées dans la population civile. « Toutefois, il serait excessif de prétendre que tous ces renseignements sont toujours rigoureusement et scrupuleusement fournis, et que les soldats, d'autre part, ne connaissent pas les moyens d'éluder parfois la consigne » (Rouget).

Néanmoins quand elles sont appliquées à la lettre, ces dispositions peuvent rendre de grands services.

En ce qui concerne les permissions, celles-ci sont supprimées pour les localités infectées. Si la méningite s'est déclarée au cours du séjour du permissionnaire, ce dernier est soumis aux mêmes mesures que les recrues et les hommes des réserves, si l'autorité civile a fait la déclaration prescrite.

On doit en outre veiller avec le plus grand soin à l'importation de la méningite cérébro-spinale qui peut régner dans la population civile. Par l'intermédiaire de la municipalité et plus particulièrement du bureau d'hygiène, il y a lieu d'être renseigné exactement sur les divers foyers urbains en évolution. La plus grande surveillance doit être exercée à cet égard sur les fournisseurs, les débits, etc., où se sont déclarés des cas, sur les écoles fréquentées par les enfants des familles habitant les casernes, etc. Bref, il faut le plus possible établir une barrière infranchissable entre les foyers épidémiques et la collectivité militaire indemne, pour empêcher le germe spécifique d'y pénétrer.

Prophylaxie des causes favorisantes. — Les mesures précédentes, dirigées contre la graine virulente, ne suffisent pas ; elles doivent être complétées par celles qui visent la résistance du terrain sur lequel elle peut être appelée à évoluer. Dans ce but, il est de toute nécessité de veiller à ce que les règles de l'hygiène générale soient appliquées rigoureusement. On combattra, par tous les moyens qu'on peut avoir à sa disposition, les effets du refroidissement, surtout du froid humide qui jouent un rôle manifeste dans l'étiologie de la méningite cérébro-spinale.

Tous les efforts seront tentés pour lutter contre la fatigue et le surmenage, qui constituent de même des facteurs favorisants importants. A cet égard, l'instruction ministérielle du 8 janvier 1914 insiste avec juste raison sur la nécessité de restreindre le plus possible et même de supprimer les permissions de courte durée, qui imposent à leurs bénéficiaires beaucoup de fatigue par les voyages de nuit passés en chemin de fer, et les rendent tout particulièrement réceptifs en raison des refroidissements auxquels ils sont exposés lors des rentrées tardives à la caserne par toutes les intempéries de l'hiver.

Telles sont les règles qui sont appliquées dans l'armée et que l'on peut donner comme exemple pour la mise en pratique de cette prophylaxie. Elles sont logiques, rationnelles et basées sur les notions étiologiques récemment acquises.

Néanmoins des critiques lui ont été adressées :

La recherche des porteurs de germes et leur isolement, pour certains auteurs, serait inutile ; pour d'autres qui ne contestent pas leur utilité, elle serait impossible à réaliser et en même temps d'efficacité contestable.

Inutile. C'est l'avis des non-contagionnistes qui, malgré l'évidence des faits, refusent aux porteurs de germes tout rôle dans la propagation de la méningite cérébro spinale. Les preuves ont été données de ce pouvoir propagateur. On ne peut s'arrêter à cette critique, suite naturelle de leur opinion erronée ; qu'il soit permis de dire que si les réservistes du 6e dragons à Évreux avaient été isolés jusqu'à disparition du méningocoque de leurs fosses nasales, ils n'auraient assurément pas semé le virus tout autour d'eux une fois rentrés dans leurs familles et n'auraient pas créé les foyers secondaires qui ont été décrits.

Efficacité contestable. L'isolement des porteurs de germes serait (Netter et Debré) d'une efficacité contestable parce qu'il serait impossible d'effectuer complètement leur recherche.

Or, l'expérience qui en a été faite dans l'armée montre que ces opérations ne sont pas impossibles à réaliser. A l'apparition de chaque cas de méningite, il est fait appel au Laboratoire régional de corps d'armée qui pratique ces prélèvements de mucus rhino-pharyngé et à la recherche du méningocoque ; et au cas où l'infection fait mine de se propager, les bactériologistes de la Commission permanente de prophylaxie se transportent sur place pour apporter leur concours et leur compétence spéciale à la prophylaxie en question.

Il est exact cependant que dans une unité qui a présenté des méningitiques, les porteurs de germes peuvent être rares, et en telle autre qui n'a pas encore vu survenir d'atteintes, les porteurs de germes peuvent se montrer avec un assez grand degré de fréquence (1). Mais rien n'empêche, avec un personnel et un matériel suffisants, d'étendre la recherche à plusieurs unités simultanément. En tout cas, en admettant que la recherche des porteurs ne puisse être que partielle, elle contribue sinon à supprimer, du moins à limiter le nombre des sujets dangereux et, par conséquent, des foyers de contagion.

Que ces mesures ne puissent être prises d'une façon aussi rigoureuse dans la population civile, ce n'est pas douteux ; dans l'armée, la discipline apporte un secours d'une puissance indéniable, qui ne peut malheureusement pas s'exercer dans le milieu civil ; de pareilles mesures constituent pour l'entourage des malades une gêne appréciable à laquelle, insouciant des dangers qu'il court et fait courir, il cherche à se soustraire. Aussi, tant qu'il n'existera pas des dispositions dont l'application ne sera pas réglementée d'une façon rigoureuse, la prophylaxie de la méningite cérébro-spinale ne pourra s'effectuer convenablement dans la population civile.

Tout ce qu'il y est possible de faire actuellement, c'est d'agir par persuasion dans les familles, et, pour les épidémies d'écoles, de lycées, d'usines, de centres ouvriers, auprès des autorités civiles, départementales et municipales ; si elles consentent à les exiger, elles peuvent faire prendre les mesures nécessaires, en les calquant sur celles qui sont mises en œuvre dans l'armée : interdiction pour les enfants porteurs de germes de fréquenter les écoles (se méfier du licenciement de ces établissements, qui a pour résultat immédiat de diffuser la contagion dans les milieux indemnes) ;

_____

(1) Il est vraisemblable qu'en pareil cas, l'expérience le montre, les prélèvements ont été effectués dans l'unité contaminée trop tard après l'apparition du premier cas.

même interdiction pour les ouvriers des usines. Il est juste d'ajouter qu'en ce dernier cas, la mesure devient particulièrement délicate en raison de la perte du salaire pendant les journées d'absence. Et même en leur allouant les journées de travail, l'expérience a montré, même en Allemagne où la prophylaxie civile est réglementée et la discipline généralement observée, cette mesure est le plus souvent inopérante. L'isolement dans ces conditions n'est pas facilement accepté, et les porteurs de germes ne tardent pas à réclamer impérieusement leur liberté.

Ce qui est réalisé aisément dans l'armée, l'est, en général très difficilement dans la population civile.

TABLE DES MATIÈRES

4339-18. — Corbeil. Imprimerie Crété.